AF402205

GÉOGRAPHIE MÉDICALE

Dᴿ Emile **LAURENT**

Géographie

Médicale

PARIS

A. MALOINE, ÉDITEUR

23-25, RUE DE L'ÉCOLE DE MÉDECINE, 23-25

1905

GÉOGRAPHIE MÉDICALE

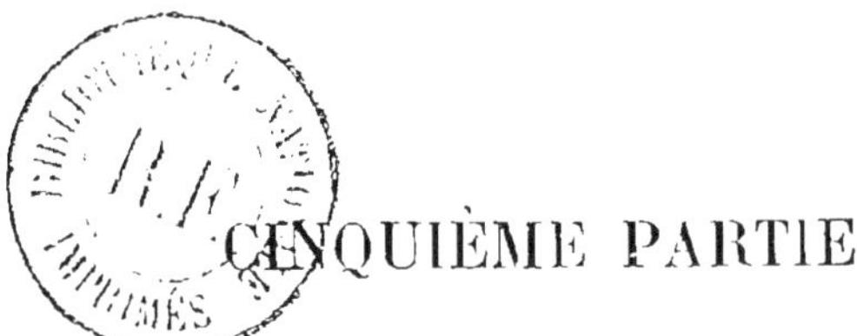

CINQUIÈME PARTIE

Géographie médicale de l'Océanie.

CHAPITRE PREMIER

L'Insulinde.

I. — *Aspect et climatologie générale.*

L'Insulinde est composée d'une traînée d'îles qui se
lèvent dans les flots du Pacifique entre l'Indo-Chine,
la Chine et l'Australie. Par la fertilité de ses terres
chaudes et largement arrosées, par l'exubérance de sa
végétation et la nature précieuse de ses produits, c'est
vraiment le « sud du monde ».

Le climat est le facteur qui fait véritablement l'unité
de l'archipel. Tropical par la latitude, il est, par la situation géographique, soumis à la louable influence du
Pacifique et de l'océan Indien. Le choc des alizés et des
moussons y occasionne des typhons, si fréquents dans
ces parages, et cette lutte des vents, jointe à l'évapora-

tion intense d'une mer surchauffée et à la discontinuité des chaînes de montagnes, assure à ce pays la plénitude des pluies tropicales.

La répétition des saisons est celle des tropiques en général : saison sèche et saison humide. Mais cette répartition des saisons varie et elle est d'autant plus indécise qu'on s'élève davantage en altitude ; dans la montagne il pleut d'une façon régulière et constante et l'année n'a véritablement pas de saisons.

La température reste sensiblement la même toute l'année, ce qui rend encore plus factice la division en saisons ; elle est uniformément de 26° et l'écart entre les moyennes du mois le plus chaud et du mois le plus frais ne dépasse nulle part deux degrés.

La malaria est très répandue dans toutes les îles ainsi que la dysenterie et l'hépatite. On y rencontre aussi la lèpre, l'éléphantiasis et le béribéri. Le pian est très fréquent surtout aux Moluques où on le désigne sous le nom de bouton d'Amboine.

II. — *Sumatra.*

Sumatra, dit O. Reclus, « est une île parfaitement douée. Le ciel équatorial l'accable de rayons, mais, pluvieuse et prodigue en rivières, elle n'en est que plus fertile. La fille de trop d'eau et de trop de soleil, la fièvre, n'a dans ce pays qu'un moyen domaine, l'île appartenant en très grande partie à des montagnes dont les plus hautes vertèbres dominent la mer occidentale, de la pointe du nord-ouest jusqu'aux derniers caps du sud-est ».

Sur la côte occidentale, la moyenne de la température est de 26°,7 en mars, de 26°,1 en avril, de 26°,9 en mai, de 26°,2 en août, de 26°,4 en septembre. Les mois extrêmes sont mai et août. Sur la côte orientale, mai a une moyenne de 27°,2 et août une moyenne de 25°,1. Sur les hauteurs, la température s'abaisse d'une façon sensible, surtout pendant la nuit.

Sumatra se trouve dans la zone des moussons alternantes, celle du sud-est qui est le vent alizé régulier, de mai en septembre, et celle du nord-ouest, de novembre en mars, qui apporte la plus forte part des pluies.

Parmi les villes, Groot-Ajeh ou Kota-Radja qui fut autrefois une populeuse cité, est bâtie à l'extrémité de Sumatra, à près de cinq kilomètres du rivage, à l'entrée d'une vallée des plus fertiles. Deli est également une ville déchue à laquelle on accède à travers des plaines marécageuses très dangereuses. Singkel, l'ancienne capitale, est située dans une île : ce n'est plus maintenant qu'une bourgade malsaine, entourée de marais.

Sibogha, un peu plus bas sur la côte occidentale, est également très insalubre. Padang est plus prospère et plus heureuse : elle a plutôt l'aspect d'un grand parc que d'une ville ; ses maisons sont ombragées de cocotiers et de manguiers, entourées de jardins. Les hautes terres qui environnent Padang ont une juste réputation de salubrité et les Hollandais y envoient leurs convalescents. Beng-Koelen est une ville déchue, exposée aux vents fiévreux et aux émanations dangereuses. Palembang, la ville la plus importante du sud de l'île, n'est pas à l'abri des effluves paludéens qu'engendrent les vases du Moesi. Aussi, nombre de résidents ont leurs demeures en plein fleuve, sur des radeaux de bambous attachés à la rive ou à des pilotis au moyen de cables en rotin. Ils y jouissent de la bise salubre qui passe sur le courant, tantôt descendant avec le jusant, tantôt remontant avec le flot.

On peut considérer comme des dépendances de Sumatra : l'archipel des Lingga et celui des Riouw, îles salubres, dépourvues de marais ; l'île de Bangka qui a le climat des côtes sumatraises voisines et dont la capitale, Mantok, est un immense jardin de cocotiers abritant des cases gracieuses ; et l'île de Billiton dont la grande ville est Tandjong-Padang.

III. — *Bornéo.*

De même que les autres terres de l'Insulinde, Bornéo est rafraîchie par les brises marines. La moyenne annuelle de la température oscille entre 27° et 28° ; elle dépasse rarement 32°. L'épaisseur des forêts, l'abondance des rivières et des marécages rendent l'humidité nocturne très dangereuse pour les Européens. Les marais, les inondations périodiques, les boues qui se dessèchent au soleil, les matières organiques putréfiées, rendent aussi le climat fort dangereux, surtout dans l'intérieur, hors de l'action de la brise et des marées.

Dans l'intérieur, les saisons sont à peine marquées, la direction des vents est variable et il pleut toute l'année. Sur le littoral, où l'ordre des moussons est asséz régulier, la mousson du sud-est souffle d'avril en octobre, et il pleut rarement pendant cette période ; les pluies sont apportées par les moussons du nord-ouest.

Les principales villes du Bornéo hollandais sont : Pontianak, bâtie à une dizaine de kilomètres de la mer, au confluent de la rivière Landak ; Bandjermassin, la cité la plus peuplée de l'île, la « Venise de Bornéo », qui aligne ses maisons sculptées sur plusieurs kilomètres le long des rivages et ses constructions flottantes ancrées sur le Barito ; Samarinda et Tangaroeng qui se composent également de maisons bâties sur pilotis sur les bords du Mahakkan ou de radeaux ancrés sur le courant du fleuve.

Le Bornéo anglais comprend d'abord Brunéï, où réside un sultan à demi indépendant, ville amphibie dont les avenues de bateaux se prolongent au loin sur le fleuve Brunéï, large en cet endroit d'environ deux kilomètres. Les demeures fixes deviennent elles-mêmes des îles à marée haute. Sarawak ou Kuching est une ville gracieuse entourée de jardins et de vergers, dominée par des monts boisés ; mais elle n'est pas entièrement à l'abri des miasmes paludéens. Sandakan ou Elopura, la capitale du North-Bornéo, est située à l'entrée d'une rade parfaitement abritée, entre des falaises de grès portant des collines boisées.

IV. — *Java.*

Par sa situation plus voisine du dixième degré que de l'Equateur, par sa minceur qui la livre entière aux souffles de l'océan, Java est un peu moins chaude que Sumatra ; elle est aussi un peu moins humide.

Au point de vue thermométrique, on peut distinguer quatre zones : une zone torride entre les bords de la mer et les régions qui ne dépassent pas 650 mètres d'altitude (température moyenne annuelle : 23° à 25°) ; une zone tempérée de 650 à 1.460 mètres d'altitude (température moyenne annuelle : 18° à 23°) ; une zone fraîche de 1.460 à 2.500 mètres d'altitude (température moyenne annuelle : de 13° à 18°); enfin une zone froide de 2.500 à 3.500 mètres d'altitude : la température descend à 8° et peut même s'abaisser jusqu'à zéro.

A Java l'année comprend deux saisons : une saison humide et une saison sèche. Les mois de janvier, février, mars, et quelquefois avril et la première moitié de mai sont caractérisés par des pluies fréquentes; le ciel est couvert; les orages sont souvent violents et deviennent de véritables tempêtes. En mai, juin, juillet, août, septembre et octobre le temps est en général très beau.

Batavia, la capitale de toute l'Insulinde néerlandaise, occupe une immense étendue en proportion du nombre de ses habitants. Ce fut et c'est encore une ville insalubre. La bande de terre formée par l'envasement des rivières, qui va s'élargissant toujours, est devenue un nouveau foyer de maladies dont les miasmes sont portés à la ville par les vents du large. Les kampongs malais contribuent encore à l'insalubrité de la ville. Les indigènes, en plantant des arbres autour de leurs habitations, empêchent que le soleil absorbe l'humidité du sol, qui, saturé d'eau par les ondées tropicales, devient boueux, se couvre de flaques d'eau et de marais dont les pestilences se mêlent aux exhalaisons des arbres et des plantes. Aussi les quartiers européens les plus salubres et les plus recherchés sont ceux qui sont les plus éloignés des kampongs indigènes. Tandjoeng-Priok, le port de Batavia, est un des lieux les plus insalubres de l'île de Java, à cause du voisinage des marais qui sont des foyers de fièvres pestilentielles. La plupart des Européens ont déserté la Batavia indigène; ils vont même s'installer à quelques kilomètres plus au sud, à Weltevreden, sur des terrains plus élevés, élevant leurs maisons au milieu de bouquets de verdure entre lesquels serpentent de larges avenues. « C'est un admirable parc aussi bien qu'une ville, et l'on peut, en se promenant sous les ombrages, voir la plupart des plantes tropicales remarquables par l'éclat du feuillage, la beauté des fleurs, la majesté du port ou les bizarreries de la végétation, ravenala, multipliants, flamboyants, palmiers de toute espèce ». (E. Reclus).

A Batavia la température moyenne est de près de 28° ; le mois le plus chaud est novembre avec une moyenne d'un peu plus de 29°, le moins chaud janvier avec une moyenne d'un peu plus de 27°.

Buitenzorg doit son climat salubre moins à sa faible altitude de 265 mètres qu'aux pluies et aux orages qui rafraîchissent et purifient journellement l'atmosphère. Les pluies tombent assez régulièrement dans l'aprèsmidi, mais persistent rarement au delà du coucher du soleil, en sorte qu'on peut jouir des matinées et des soirées. Il y pleut toute l'année, même durant la saison sèche, de juin à octobre.

Buitenzorg n'est pas assez élevé pour qu'on puisse le considérer comme un sanatoire. On envoie les convalescents à Sindang-Laja, à 1070 mètres d'altitude, sur les pentes septentrionales du Gedé. C'est l'endroit le plus salubre de toute la partie occidentale de Java. Dans le voisinage, Tjipanas jouit d'un climat idéal : le thermomètre qui ne dépasse guère 22° à midi, descend à 10° le matin. Des sources thermales y jaillissent en maints endroits du sein des coulées de lave descendues du Gedé.

Comme toutes les villes javanaises, Bandong est un vaste jardin traversé de longues avenues très droites, très régulières, où le blanc éclatant des pavillons à colonnes grecques tranche sur le vert sombre des cocotiers, des waringins et d'autres arbres au feuillage épais. La nuit, la température s'y abaisse jusqu'à 18°. C'est dans cette région salubre que les Hollandais ont établi, à 600 mètres d'altitude, le sanatorium de Soekaboemi où les malades retrouvent la température de Nice en été.

Le port des Tjilatjap est une des localités les plus insalubres de la côte méridionale de Java. La malaria y est d'une fréquence et d'une gravité exceptionnelles.

Magelang est, au contraire, une ville enchanteresse grâce aux eaux courantes, aux frondaisons touffues des arbres, aux monts superbes qui dressent leurs fronts bleuâtres à l'horizon.

Semarang est, comme Batavia, à deux kilomètres de la mer et les Européens la désertent pour les hauteurs de Bodjong qui se relèvent au-dessus des terres basses dans la direction des montagnes. Des sources thermales jaillissent au sud, à Koewoe, dans la vallée du Loesi. Plus au sud, sur les premières pentes du Merbaboe, à 574 mètres d'altitude, se trouve Salatiga, un des sanatoria de Java, un de ceux qui commandent le plus bel horizon de monts fumants et de montagnes.

Soerakarta occupe un espace immense sur les bords de la rivière de Pepé.

Djokjakarta est entourée d'admirables campagnes qui se redressent au nord vers les pentes du Mérapi.

Soerabaja, malgré sa verdure et ses ombrages, jouit d'une réputation détestable : l'eau y est mauvaise, la chaleur excessive et le choléra la visite trop souvent. De l'autre côté du détroit, l'île de Madorea est moins éprouvée.

Malang, à 450 mètres au-dessus du niveau de la mer, est dans une situation charmante ; la température n'y dépasse pas 27° pendant le jour et descend jusqu'à 16° pendant la nuit. On peut la considérer comme un sanatorium, bien qu'elle ne soit pas indemne de la malaria. Tosari est, à Java, la seule localité où cette endémie soit inconnue.

V. — *Les petites îles de la Sonde.*

Bali ne comprend que des bourgades éparses à une faible distance de la mer.

Lombok porte une ville importante, Mataram aux rues larges et ombragées de multipliants.

Soembava. Les baies de Soembava et Bima portent chacune une ville.

Flores a le port de Larantoeka.

Soemba. Les salanganes viennent en tourbillons bâtir leurs nids dans les grottes de ses falaises.

Timor, la terre de l'Insulinde la plus rapprochée de l'Australie, a des saisons mieux tranchées que les grandes îles occidentales. La saison sèche dure de mai en octobre. En novembre, la mousson du sud-ouest ramène les pluies. Sa capitale, Koepang, est malsaine : elle est bâtie sur un sol trop bas où l'air ne se renouvelle pas ; les chaleurs y sont étouffantes. La seconde ville, Dilli, est également insalubre, exposée à l'air empesté des marécages.

Les *îles sud-occidentales* et *sud-orientales*, les *îles Kei* sont trop chaudes, mais non plus redoutables pour les Européens que les précédentes.

VI. — *Celèbès.*

Celèbès est traversée par l'équateur : sa région sud est dans l'hémisphère austral ; sa région nord est dans l'hémisphère boréal. Aussi la température est uniformément très élevée : elle oscille entre les extrêmes de 32° pendant le jour et 21° pendant la nuit. Mais l'écart ordinaire de température est beaucoup moindre, l'alternance des brises de terre et de mer qui frangent tout le pourtour de l'île, aidant sans cesse à l'égalisation du climat. Les pluies ne sont pas absolument régulières, mais elles sont toujours abondantes.

La ville la plus importante de l'île, Mangkassar ou Macassar cache ses maisons sous la verdure, à environ un kilomètre de la plage. Malheureusement, elle manque d'eau douce.

Menado ou Manado que les indigènes appellent Wenang, est une des plus charmantes bourgades de l'Insulinde : ce n'est qu'un vaste jardin parsemé de maisons rustiques et traversé par des allées ombreuses se terminant par une admirable perspective sur la mer, les îles, les montagnes éteintes ou brûlantes.

VII. — *Moluques.*

Le climat des Moluques se rapproche en général de celui des grandes îles de la Sonde. La température y est élevée et uniforme, les pluies assez abondantes.

Amboine, capitale de l'île du même nom, a un climat sain avec une température moyenne de 25° à 27°. Les pluies y sont abondantes.

Dans l'île de Boeroe les Hollandais se sont établis à Kajeli dont le climat leur est pourtant redoutable.

A la pointe orientale de l'île de Ceram, l'îlot de Kilwaroe a l'aspect curieux d'une petite Venise malaise.

Banda ou Meïra, dans l'île de Banda, est un centre important. Sa chaude humidité convient admirablement au muscadier qui y pousse presque sans soins, mais elle est fatale à l'Européen.

CHAPITRE II

Les Philippines.

—

I. — *Climat des Philippines.*

Le climat des Philippines est essentiellement maritime et tropical. La température y est très élevée et n'offre que de faibles oscillations.

On distingue deux saisons produites par le renversement des moussons : une saison humide et une saison sèche. D'octobre en avril, c'est le vent du nord-est qui souffle sur les Philippines : alors les parties du littoral et les pentes des montagnes tournées dans cette direction reçoivent une grande quantité de pluie ; mais les côtes occidentales, celle de Manille, par exemple, abritées contre les orages par les monts de l'intérieur, jouissent d'un beau temps presque inaltérable. Au contraire, d'avril en octobre, c'est le vent du sud-ouest qui se fait sentir : les rivages occidentaux sont arrosés chaque jour par une pluie d'orage, tandis que de l'autre côté des montagnes prévaut la sécheresse. D'ailleurs, l'alternance des saisons et l'abondance des pluies varient avec la latitude des îles, la hauteur moyenne du sol, la direction des chaînes de montagnes, les avenues que les détroits ouvrent aux vents et que leur forment les promontoires. On constate en outre quelques différences thermométriques entre les îles du nord et celles du sud, mais partout c'est le climat tropical qui domine.

II. — *Pathologie des Philippines.*

La malaria est très répandue aux Philippines, notamment dans l'île de Mindoro. Soulou qui a été longtemps un foyer paludéen dangereux a été assainie pour l'introduction d'une bonne eau potable.

La dysenterie, la variole, la lèpre, le béri-béri, le pian, l'herpès, l'ichthyose sont très répandus dans l'archipel, et le choléra y fait assez souvent de terribles apparitions.

De plus, « cet air presque constamment orageux, saturé d'humidité chaude, enivre et brise l'Européen, être de nervosité trop intense pour le supporter longtemps; très vite, il dépérit, s'annihile et meurt s'il ne vient de temps à autre se retremper, faire provision de nouvelles forces en Europe. » (A. de Gériolles).

III. — *Les régions et les villes.*

Manille, la capitale des Philippines, est située au bord d'une grande baie, à l'embouchure de la rivière Pásig. La température moyenne annuelle y est d'un peu plus de 26°. Les mois extrêmes sont janvier avec 24° et mars avec 28°. La « Venise Tagale » laisse beaucoup à désirer au point de vue de la salubrité. Les eaux de la rivière Pásig qui servent à alimenter la ville sont remplies de débris que le flux et le reflux promènent entre les maisons. Les canaux du Pasig se dessèchent une partie de l'année et leurs vases répandent une odeur infecte. Enfin ses fortifications arrêtent les brises purifiantes.

Luzon porte encore d'autres villes importantes qui participent du climat et des inconvénients de la capitale : Cavite, Santa-Cruz bâtie sur la rive du lac ou lagune de Bay dont les vases sont de puissants foyers de malaria, Moron près de laquelle jaillissent des sources thermales fréquenteés par les habitants de Manille, la pittoresque Lucban près du volcan de San-Cristobal, les deux Illocos qui jouissent d'un air pur et sain et où les malades de Manille viennent chercher la santé, etc.

Parmi le groupe des Calamines l'île de Paragua ou Palouan a pour capitale Taytay, ville fiévreuse et malsaine.

Le groupe des Visayas compte aussi plusieurs centres importants comme Ilo-Ilo et Capiz, malheureusement très éprouvées par la malaria. Les villes des îles Mindoro et Samar ne sont guères plus saines ; celles de Mindanao et de Cebu ne sont que des bourgades. L'archipel de Jolo est plus insalubre encore : les Espagnols y envoyaient leurs forçats.

CHAPITRE III

La Micronésie.

—

I. — *Mariannes.*

Pendant la saison sèche, c'est-à-dire d'octobre à mai, l'alizé du nord-est souffle avec une régularité et rafraîchit les îles. Pendant les mois d'été, de juin à septembre, la pluie tombe en abondance et les vents soufflent du sud-ouest.

La capitale de l'archipel, Agaña, est bâtie dans une plaine semée de bouquets de palmiers, sur la côte occidentale de l'île Guam. Le climat est très sain ; le thermomètre dépasse rarement 30°. Pourtant la dysenterie y fait un grand nombre de victimes.

II. — *Iles Palaos.*

Cette traînée d'îles est formée de montagnes d'origine éruptive ou de roches coralligénes. La chaleur y est tempérée par l'immense étendue des flots qui les entourent.

III. — *Carolines.*

Les carolines ont, comme les autres îles de la Micronésie, un élément supportable grâce à la fraîcheur des brises marines. La pluie y tombe en abondance pendant la mousson du sud-ouest. Les îles les plus importantes sont Yap, Ponapé, Ruk et Oualan. Yap est la plus européanisée de l'archipel.

IV. — *Micronésie orientale.*

Ce groupe comprend les archipels de Marshall, de Gilbert et d'Ellice.

Le climat de ces îles est un des plus agréables du monde océanique. La chaleur est tempérée par le vent du nord-est qui souffle de novembre en février, et est ensuite remplacé par les vents d'est et du sud-est. En octobre et en novembre les tempêtes sont à craindre.

CHAPITRE IV

La Nouvelle Guinée.

(*Papouasie*).

—

La nouvelle Guinée ou Papouasie est une terre chaude et humide, sans grands écarts de température, sans pluies ni sécheresses excessives. Le thermomètre dépasse rarement 30° et il ne descend pas au-dessous de 20°.

L'alternance des saisons est réglée par les alizés. De novembre à avril le vent du nord-est amène les pluies qui tombent en abondance sur les pentes des monts tournées vers le nord, tandis que l'autre versant tourné vers l'Australie ne reçoit alors que fort peu d'humidité ; il y pleut, au contraire, abondamment de mai à octobre, quand soufflent les alizés du sud-est.

Les villes fréquentées des Européens sont Doreï et Amberbaken.

La Nouvelle Guinée est environnée d'îles qui participent de son climat et dont quelques-unes sont d'une incomparable beauté, comme les îles Aroe ou de la Nacre.

La capitale de la Papouasie anglaise est Port-Moresby, celle de la Papouasie allemande Finschhafen ; mais ce ne sont encore que des embryons de villes.

CHAPITRE V

La Mélanésie.

—

I. — *Mélanésie du nord.*

Cette région océanique comprend les îles de l'amirauté, l'archipel de Bismarck et les îles Salomon. Il y pleut presque toute l'année : on y compte au moins un jour pluvieux sur trois, parfois un sur deux. La fraîcheur des brises marines, la hauteur des montagnes tempèrent les ardeurs du soleil équatorial.

On ne trouve pas encore de ville véritable parmi ces îles.

II. — *Nouvelles Hébrides.*

Le climat des nouvelles Hébrides est humide. La saison dite sèche, de mai à octobre, pendant laquelle soufflent les alizés, n'est pas exempte de pluies. La saison des grandes pluies a lieu de novembre à avril ; c'est aussi la période des ouragans, particulièrement en février et mars.

La température subit de faibles variations annuelles ; elle atteint son maximum (38° environ) au mois de février, à une époque où l'absence du vent la rend particulièrement accablante.

Ce climat ne convient ni aux Européens ni aux indigènes. La malaria y est endémique et fort dangereuse.

III. — *Nouvelle Calédonie.*

Située en entier dans la zone torride, la Nouvelle Calédonie a une température moyenne fort élevée. Néanmoins, malgré l'influence modératrice de l'Océan, il existe des écarts notables entre l'été et l'hiver. La température moyenne annuelle est de 24° à 25° ; les mois extrêmes sont février avec 28°, 2 et juillet avec 21°, 4. Le thermomètre monte très rarement au-dessus de 33° au milieu du jour et il descend rarement au-dessous de 8° pendant les nuits les plus froides. Sur les douze mois de l'année, trois seulement offrent des températures parfois excessives, pendant une période qui s'étend généralement du milieu de décembre au milieu de mars. Cette période de chaleurs est préparée ou suivie par quelques jours de chaleurs moins fatiguantes dont le maximum peut être évalué à six semaines ou deux mois au maximum. Puis, pendant sept mois de l'année, on jouit d'une température délicieuse, ni trop élevée, ni trop basse, assez semblable à celle de nos plus beaux printemps de France.

La saison humide n'est pas nettement tranchée ; pourtant les pluies sont généralement abondantes pendant les fortes chaleurs.

En somme, la Nouvelle Calédonie jouit d'un climat

qui peut, sans exagération, passer pour un des plus beaux et les plus salubres du monde.

Malgré quelques régions marécageuses, notamment sur la côte occidentale, les fièvres paludéennes sont inconnues, et l'européen peut y remuer la terre sans redouter aucune des maladies épidémiques qui rendent souvent dangereux pour lui le séjour dans les pays chauds. Le soleil lui-même n'est pas, en Calédonie, un ennemi contre lequel il faille se garder sans cesse, comme dans les autres pays tropicaux. Les précautions élémentaires suffisent à garantir de ses atteintes.

« Il y a dans ce pays, dit O. Reclus, des vallées fermées aux brises de l'Océan, des marais d'où devrait monter la mort : et pourtant là-même indigènes et Européens se portent à merveille. Le niaouli, qui est un myrte aromatique, croît précisément en forêt dans ces vallées et sur le tour de ces marécages. Serait-ce le bienfaiteur de la Calédonie comme l'eucalyptus est celui de l'Algérie ? ».

Les maladies qui frappent le plus communément les Néo-Calédoniens sont : la variole, la conjonctivite, le lupus, la gale, la lèpre, l'éléphantiasis, la syphilis, la dysenterie.

Nouméa, la capitale et la ville unique de l'île, est située sur une péninsule montagneuse, découpée de baies et de criques, et entourée d'îles et d'îlots. De beaux arbres ombragent ses avenues et elle est pourvue d'eau en abondance.

CHAPITRE VI

L'Australie.

—

I. — *Climatologie.*

Sur le littoral l'Australie respire sous un ciel joyeux et bleu comme celui de l'Italie, avec un climat qui rappelle celui de Naples et de la Sicile.

Ce sont des baies brillantes, des ravins touffus, de charmantes ouvertures de vallées, des forêts, des hauteurs grandioses.

Ce splendide rideau de verdure du littoral cache un intérieur nu et répulsif : des étendues plates, des vallées effacées où dorment des chapelets d'eaux stagnantes, des herbes sèches, des épines, la solitude, la chaleur et les vents de fournaise.

Le centre de l'Australie ressemble au Sahara par l'aridité, le ciel torride et l'immensité des déserts. Les journées sont brûlantes, les nuits froides. A des hivers sibériens succèdent des étés tropicaux. L'humidité est rare et il n'y a aucune régularité dans la chute des pluies. Pendant ces longues sécheresses le thermomètre monte parfois à 70°. Une poussière brûlante recouvre le sol et flotte dans l'air, prête à boire la pluie si par hasard il en tombe. « Sur ce sol sans inclinaisons, écrit F. Schrader, les fleuves naissants restent des nappes de boue. Il n'y a aucun ordre discernable dans la chûte des pluies ; dans certaines régions se succèdent des périodes d'une sécheresse désespérante ; dans d'autres, il pleut pendant huit à dix années consécutives et des rivières se forment, ruissellements vagabonds au milieu d'un désert poussiéreux, rivières d'eau sale, qui s'étalent en mares de boue. Parfois, si l'eau rencontre une dépression, la terre se noie, un lac trouble et sans profondeur se forme, envahit jusqu'à l'horizon, inonde pendant plusieurs années, puis se rétrécit, se dessèche, comme fit le lac Georges »,

L'Australie est en somme un bloc de terre émergée sans organisation, sans rythme régulier de vie, où herbes et arbres vivent et meurent suivant des circonstances imprévues, où végètent une faune pauvre et arriérée, une race d'hommes misérables.

L'été se manifeste en décembre, janvier et février.

II. — *Pathologie.*

Le littoral australien est salubre, même pour les Européens. La malaria y est à peu près inconnue.

La lèpre et l'éléphantiasis sont assez fréquents.

Le choléra et la fièvre jaune se montrent rarement en Australie.

Les maladies les plus fréquentes paraissent dues en grande partie aux conditions météorologiques et au mode d'alimentation des habitants. Les changements brusques de température qui sont particulièrement fréquents provoquent des affections pulmonaires.

On a cru que le climat de l'Australie était un préservatif contre la phtisie. C'est une erreur : les tuberculeux qui y viennent y meurent comme ailleurs ; et si la tuberculose pulmonaire est peu fréquente chez les habitants, elle n'est pas inconnue.

III. — *Australie occidentale.*

Cette région est la moins populeuse de l'Australie. Sa capitale est Perth, bâtie à 19 kilomètres de la mer, sur les bords de la « Rivière des cygnes ». Ses étés sont très chauds. On a constaté + 40° en mars ; mais la température peut tomber à + 2° en août. Il y pleut abondamment en juin et assez fréquemment aussi en décembre.

L'Australie occidentale qui forme à peu près le tiers du continent austral, est comprise dans la zone tropicale, et elle en a le climat. La température moyenne y est de + 25°, et elle dépasse même + 26° au cap York.

IV. — *Australie du sud.*

Le climat de cette région est redouté à cause de ses chaleurs et du manque de brises marines. Elle est brûlée par les vents desséchants venus des déserts de l'intérieur. La phtisie y est très répandue.

Sa capitale, Adelaïde, est située dans une plaine voisine de la mer, près des premières pentes des monts Lofty qui s'élèvent à l'orient, sur les bords d'une rivière souvent à sec. Aussi la ville a-t-elle dû s'alimenter d'eau en creusant de vastes réservoirs dans les montagnes voisines. On a comparé son climat à celui de la Sicile.

V. — *Queensland.*

La capitale du Queensland est Brisbane, bâtie à quelques kilomètres de la mer, sur les bords de la rivière Brisbane. C'est une belle ville, neuve, bien approvisionnée d'eau. On a comparé son climat à celui de Madère.

Rockhampton est située au milieu d'une riche campagne, sur les bords du Fitzroy.

VI. — *Nouvelle-Galles du sud.*

La capitale, Sydney, est une vaste ville entrecoupée de parcs et de pelouses. La température annuelle y est de + 18°. Les mois les plus chauds sont décembre, janvier et février, avec une moyenne de plus de 23° ; les mois les plus frais, juin, juillet et août, avec une moyenne de 12° à 13°. De mars à novembre, ce climat est très agréable pour les Européens.

VII. — *Victoria.*

Victoria, la province la plus méridionale de l'Australie, est la plus fraîche, puisqu'au sud de l'équateur le froid vient du midi et la chaleur du nord.

La capitale, Melbourne, à peu près sous la même latitude qu'Alger, n'a que la moyenne annuelle de Nîmes ou d'Avignon (environ 14°), mais on y compte annuellement nombre de jours plus que torrides.

Le mois le plus froid est juillet avec une moyenne de + 18°, 9, le mois le plus chaud, janvier, avec une

moyenne de + 24°. Les quatre saisons y sont bien tranchées. Le printemps va de septembre à novembre, l'été
de décembre à février avec une moyenne de + 18°, l'automne de mars à mai, et l'hiver de juin à août avec
une moyenne de + 9°.

La « magnificent Melbourne » est maintenant la ville
la plus importante de l'Australie et une des plus
agréables à habiter.

CHAPITRE VII

La Tasmanie

—

I. — *Climat de la Tasmanie.*

« La Tasmanie est charmante, écrit O. Reclus : sur des côtes bien frangées, élevées, aspirant les vents frais et tièdes, s'ouvrent de ravissantes vallées montant sur des plateaux brillantés de lacs, vers des croupes char-gées de forêts, vers des pics que la neige éclaire pendant la moitié de l'année. Pas de frimas persistants, nul pic ne dépassant beaucoup 1 500 mètres ; mais le climat verse assez de pluies pour que les rivières, les cascades et les gazons ne manquent jamais d'eau».

La Tasmanie est comme la Suisse de l'Australie. Le climat n'est ni excessivement chaud ni extrêmement froid. Le ciel est généralement pur et serein. Les jour-nées sont agréables, tempérées par la fraîcheur de la brise. Pendant le brillant été australien, de nombreux visiteurs et habitants de la grande île viennent y jouir des fraîches brises marines.

II. — *Pathologie tasmanienne.*

Deux faits paraissent caractériser nettement la pathologie de cette contrée : d'abord l'absence complète d'intoxication paludéenne, malgré l'existence de régions marécageuses, en second lieu la fréquence des maladies dues aux refroidissements, ce qui est dû aux brusques changements de température amenés par le voisinage des montagnes. La syphilis est rare et bénigne.

III. — *Les villes.*

L'île n'a que deux cités : Launcestone et Hobart-town. La moyenne annuelle de la température est d'environ 12° à Hobart. La moyenne des mois d'hiver (juin, juillet et août) est d'un peu plus de 7°, celle des mois d'été, (décembre, janvier, février) est d'un peu plus de 16°. Janvier est le mois le plus chaud (moyenne : 16°, 7) et juillet le plus frais (moyenne : 6°, 5).

CHAPITRE VIII

La Nouvelle-Zélande

—

I. — *Climatologie.*

Le climat de la Nouvelle-Zélande est agréable et sain, malgré ses changements brusques et ses sautes de vent rapides.

L'île du nord est la plus chaude. Elle a la même température moyenne (14°,3) que Rome, Montpellier et Milan. La température moyenne de l'été y est de 18°, 5, celle de l'hiver de 10°.

L'île du sud qui s'éloigne de l'équateur et s'avance à la rencontre du pôle, est parcourue par des montagnes plus hautes que celles de l'île sœur ; son climat, plus irrégulier et plus âpre, est comparable à celui des îles normandes. La température moyenne de l'année y est de 12°, la température moyenne de l'été de 18°, 3, celle de l'hiver de 7°, 2. Sur les montagnes règnent de véritables froids polaires, car les Alpes australes montent à une altitude intermédiaire entre les Pyrénées et les Alpes.

II. — *Pathologie.*

« La nouvelle Angleterre du Pacifique a l'avantage de ne pas ressembler par les brouillards à l'Angleterre atlantique : elle jouit d'un ciel franc où l'azur et les nuages pluvieux se succèdent sans ces longs intermèdes de temps incertains qui rendent parfois le séjour si pénible dans la Grande-Bretagne. C'est principalement à cette absence de brouillards que les médecins attribuent la remarquable salubrité du climat néo-zélandais, salubrité qui, avec la beauté des sites et l'abondance des eaux minérales de toute espèce, promet de faire de la contrée un vaste sanatorium. Mais la pureté du ciel est achetée par la fréquence et l'âpreté des vents. »

On assure que sous ce climat la phtisie guérit mieux qu'à Madère. Pourtant elle y est très répandue. La malaria, la variole et le choléra y sont inconnus. La syphilis est rare.

III. — *Les villes.*

Les villes principales de la nouvelle-Zélande sont Wellington et Auckland dans l'île du nord.

Wellington, dans un air fatigué par les vents de la mer, repose sur un sol trop fréquemment ébranlé par les tremblements de terre.

Auckland est assise dans un isthme boursouflé de volcans éteints. La température moyenne de l'année y est d'environ 15°. Les mois extrêmes sont juillet avec une moyenne de 14° et janvier une moyenne de 20°.

La ville la plus peuplée de la Nouvelle-Zélande, Dunedin, est située dans l'île du sud, sur la côte orientale.

CHAPITRE IX

La Polynésie.

—

I. — *Climatologie générale.*

Les Polynésiens ont le bonheur d'habiter les plus délicieuses patries qu'on puisse rêver sous des cieux tièdes et lumineux qui enfantent un perpétuel printemps.

Ces archipels sont remarquablement salubres et à l'abri des grandes épidémies. La malaria est peu répandue. La variole est rare. Mais la phtisie fait de grands ravages parmi les indigènes, ceux surtout qui sont en rapport avec les Européens. La lèpre et l'éléphantiasis sont universellement répandus.

II. — *Iles Viti ou Figi.*

Ces îles ont un climat très sain. Les chaleurs de l'été sont tempérées par les brises marines. La température moyenne de l'année est de 26°,6.

L'année se divise en deux saisons : la saison fraîche

de mai à octobre, et la saison chaude d'octobre en mai, alors que le soleil revient vers le tropique du sud avec son cortège de nuées. Il n'y a pas, à proprement parler, de saison des pluies; il pleut dans certaines régions pendant tous les mois de l'année.

Les principales villes sont : Levuka dans l'île Ovalau, Suva dans l'île Viti-Levu.

III. — *Iles Tonga.*

Dans cette traînée d'îles, la plus grande est Tonga-Tabu, plaine unie de sable coralien sur laquelle repose une épaisse couche d'humus d'une extrême fertilité. L'île entière n'est qu'un jardin.

Les saisons, au Tonga, ne sont pas aussi tranchées qu'elles le sont d'ordinaire dans les contrées tropicales.

Il pleut toute l'année, l'humidité est extrême, en général, et il y a de fortes rosées. La chaleur est tempérée par le vent. La température moyenne est de $+ 24°$ à $+ 25°$, et, dans la saison des pluies, on observe parfois $+ 32°$ et $+ 36°$.

Il fait plus chaud à Tonga-Tabu qu'à Vavao.

La saison des pluies a lieu de novembre à avril. Le vent s'accompagne alors de violentes rafales, de cyclones même. Enfin les tremblements de terres sont fréquents.

IV. — *Iles Samoa.*

Ces îles gracieuses ont une température moyenne annuelle d'environ $25°$. Les mois extrêmes sont février avec $26°$, 6 et juillet avec $25°$.

Il y a deux saisons : la saison des sécheresses pendant laquelle soufflent les alizés du sud-est, va de mai à novembre ; la saison des pluies, chaude, orageuse, pendant laquelle soufflent les vents d'ouest, va de décembre à avril.

Malgré leur température élevée et leur grande humidité, ces îles ne sont pas insalubres.

Le port principal, Apia, est situé dans la riante Oupolou. Tutuila est plus gracieuse encore et sa ville Pango-Pango est vantée par les voyageurs pour la grâce et la splendeur de ses paysages.

V. — *Iles Tubaï.*

L'île montagneuse de Tubaï jouit d'un climat très sain et d'une température agréable. Il y a, avec les saisons, une différence de température assez marquée : s'il y fait chaud en décembre, le mois de juin est très tempéré.

L'île Rapa a un climat presque tempéré. Les moyennes de température sont de 22° en été et de 18° en hiver. Les plus fortes chaleurs ne dépassent guère 25° et, en juillet, le thermomètre descend à 14°.

VI. *Archipel de la Société. — Tahiti.*

Près des bois de cocotiers, sous les arbres à pain dont le fruit les nourrit, les Tahitiens vivent heureux au bord de ruisseaux tombés des montagnes, sous un admirable climat, tiède grâce au soleil du tropique, frais grâce aux brises de l'océan. La moyenne annuelle de la température y est de 24° à 25° ; elle monte rarement à 31° et descend rarement à 14°.

La température, toujours assez élevée, n'éprouve généralement pas de brusques variations pendant le jour, mais les matinées sont quelquefois très fraîches. Les plus grandes chaleurs coïncident avec la saison des pluies et se manifestent de janvier à avril. A partir du mois de mai, la température commence à baisser, et le minimum se produit de juin à octobre, sans descendre cependant au-dessous de 15° pendant la nuit.

La saison des pluies commence en décembre et finit en mars ou au plus tard en avril. Mais cette période n'est pas absolument régulière et elle présente des écarts assez sensibles d'une année à l'autre. En outre, la saison sèche n'est pas absolument exempte de pluie.

Papeeté, la capitale de l'archipel, est entourée de jardins et de palmiers au milieu desquels sinuent les ruisseaux. C'est une ville heureuse et charmante ; pourtant elle a son inconvénient : le rempart des hautes montagnes arrête le vent alizé du sud-est et, quand la brise de mer ne souffle pas, il y fait une chaleur étouffante.

Moorea, la seconde île de l'archipel, est tout aussi jolie que Papeeté.

VII. — *Archipel Gambier.*

Cet archipel comprend dix îlots volcaniques dont quatre seulement sont habités. La ville principale est Rikitea dans l'île Mangareva.

VIII. — *Archipel Tuamotu.*

Ces îles sont d'une salubrité remarquable. D'une part l'air très pur et très vif de la mer et les faibles variations de température, d'autre part l'absence de marais, d'humus, font de ces récifs arides de véritables sanatoria où la malaria et la plupart des autres endémies sont inconnues. Malheureusement elles manquent de sources d'eau douce.

Les chaleurs sont tempérées par une brise presque constante. La saison des pluies dure trois mois : novembre, décembre et janvier.

IX. — *Archipel des Marquises.*

Le climat est très chaud, mais très sain. Le thermomètre ne descend guère au-dessous de 23° et atteint 33°. La chaleur est tempérée par la brise du large qui souffle assez régulièrement. Les nuits sont relativement fraîches.

L'archipel n'a pas de saisons bien tranchées. Pourtant les pluies sont plus fréquentes de juin à septembre, et la saison sèche a lieu généralement de décembre à mars.

On trouve aux Marquises quelques sources d'eau gazeuse à base alcaline, d'un goût très faible, mais agréable. Il existe une source sulfureuse à Hiva-Oa.

X. — *Ile de Pâques.*

Vaïhou ou Rapa-Noui est seule sur les flots sans fin, loin des archipels français. Les blancs ont visité cette terre perdue et ont apporté la variole et la vérole à ses habitants qui rapidement descendent au sépulcre.

XI. — *Archipel Havaï.*

Les îles Sandwich ou havaïennes sont aussi comprises dans la zone torride. La température est assez élevée sur le littoral, moins toutefois qu'aux Viti et à Samoa ; sur les plateaux de l'intérieur le climat ressemble à celui de l'Europe occidentale.

Bien que les pluies soient abondantes dans tout l'archipel, le climat de ces îles est un des plus salubres et des plus agréables de la terre. Malheureusement la lèpre est très répandue chez les indigènes.

Havaï ou Haouaï est la plus grande île du groupe, avec Hilo pour chef-lieu.

Kaouaï excelle par l'agrément du climat, l'harmonie des paysages, la fécondité du sol.

Oahu porte la capitale de l'archipel, Honolulu, dont les maisons sont éparses dans les jardins, sur un espace de plusieurs kilomètres carrés. La moyenne annuelle de la température y est de 24°. Tous ceux qui ont visité la petite métropole qualifient son séjour d'enchanteur.

SIXIÈME PARTIE

Géographie médicale de l'Afrique.

CHAPITRE PREMIER

Le climat africain et ses maladies.

I. — *Climatologie générale.*

Grâce à sa forme massive et à sa position sur la rondeur équatoriale, l'Afrique est de toutes les parties du monde, celle où les phénomènes du climat présentent le plus de régularité.

Le climat est en général très chaud et très humide, mais les vents de mer, les pluies annuelles tropicales, l'altitude corrigent l'excès de température et expliquent les contrastes de fertilité et de stérilité.

Enveloppée de mers inhospitalières, défendue par l'étendue de ses déserts et la barbarie de ses habitants, l'Afrique est la partie du monde la plus chaude et la plus hostile aux Européens. Des obstacles en apparence insurmontables semblent devoir arrêter la civilisation marchant à la conquête du continent noir : côtes sans ports ni abris, fleuves encombrés de cataractes, mouche tsé-tsé mortelle aux animaux de transports, esclavage. Et pourtant voici que ces obstacles disparaissent : « La difficulté séculaire de la vie africaine, disait M. G. Hanotaux au dernier congrès de géographie d'Oran, c'était le manque de portage, avec, pour terrible corollaire, la fatalité de l'esclavage humain. La mouche tsé-tsé multipliait, par son insaisissable offensive, la défensive naturelle du sol et du climat. Or, voici le nouvel ouvrier ; c'est le fer. Les « porteurs » de l'avenir, c'est-à-dire les bâtiments, les locomotives et les trains, sont insensibles aux attaques de la mouche. En outre, un nouveau progrès non moins décisif est à la veille de se réaliser. Le vaccin de la mouche tsé-tsé est l'objet de recherches et d'études nombreuses ; le problème est serré de près ; sa solution est imminente. Le jour où ce progrès sera réalisé, un des plus grands bienfaits qui puissent être répandus sur la planète par le génie humain se sera produit. La moitié du continent africain sera rendue à la civilisation et à la vie.

– « Le climat se ressentira d'une meilleure organisation des forces naturelles. Les forêts profondes seront percées et des régions immenses rendues à la divine lumière du jour. Les marais seront desséchés, les écoulements facilités, l'excessive fécondité, qui encombre la terre et les eaux, sera contenue. Par contre, là où l'eau manque, là où le caprice des saisons la distribue mal, elle sera captée, retenue, aménagée, utilisée : celle qui repose sous le sol sera aspirée et rendue à sa surface : le problème du désert sera lui-même abordé, et, peut-être, saura-t-on lui faire connaître un jour, par des plantations appropriées, une sorte de richesse et de fécondité. »

II. — *Pathologie africaine.*

Il n'y a en réalité en Afrique que deux saisons bien tranchées : la saison sèche ou fraîche et la saison des pluies.. La première, avec ses écarts de température, est funeste aux noirs ; la seconde, uniformément chaude, orageuse et humide, se montre au contraire dangereuse pour les Européens. Il est un proverbe sénégalais qui résume assez bien la question : « la chute des feuilles du baobab, c'est la mort des noirs ; la pousse de ses feuilles, c'est la mort des blancs ». Ce cycle simplifié se reproduit avec une désespérante monotonie.

« C'est à la saison fraîche que les Européens peuvent donner toute leur activité, c'est le moment propice pour les voyages et les expéditions. L'hivernage est par contre des plus pénibles pour les blancs. Dans cet air lourd et brûlant, chargé d'effluves, sous un ciel toujours en feu, alors que les nègres deviennent de plus en plus actifs et animés, nous résistons au contraire fort mal ». (J. Brault).

Le paludisme est l'endémie la plus redoutable de l'Afrique et particulièrement des régions tropicales ; elle y revêt souvent la forme bilieuse hémoglobinurique.

Aux embouchures des rivières, sur les côtes basses de la Sénégambie, du golfe de Guinée et du Congo, la dysenterie se présente souvent avec sa complication la plus redoutable, l'abcès hépatique.

Les grandes pandémies, choléra, fièvre jaune, peste, dengue, ne sont pas encore éteintes et exercent de temps en temps leurs ravages sur le continent africain. La variole y est toujours redoutable. La lèpre, l'éléphantiasis, l'ulcère phagédénique sont encore fréquents dans certaines régions que nous signalerons chemin faisant.

Le nègre africain est, en outre, la proie préférée des parasites : le dragonneau, la puce chique, l'aukylostome, le tœnia, le strongyle qui habite l'intestin grêle des fellahs égyptiens, le pentastomum constrictum, hôte plus dangereux de l'intestin et du foie, le ver du Cayor dont la larve s'introduit sous la peau des membres inférieures.

La bilharziose, tantôt dysenterique, tantôt hématurique, selon que le parasite habite le système veineux intestinal ou bien les plexus vésico-prostatiques, joue également un des premiers rôles dans la pathologie africaine. La filaire est fréquente aussi dans certaines régions. Enfin, ajoutons pour compléter le tableau pathologique africain : le craw-craw qui présente quelques analogies avec le bouton de Biskra, la maladie du sommeil ou nélavane que l'on rencontre chez les nègres exclusivement, depuis le Sénégal jusqu'au sud de la république de Benguela, le goundou ou maladie du gros-nez, que l'on rencontre surtout sur la côte d'ivoire et qui consiste en une tumeur double, symétrique, de grosseur variable, siégeant de chaque côté du nez.

CHAPITRE II

Région du Nil supérieur.

—

I. — *N'Yanza et Ou-Ganda.*

« Au cœur de l'Afrique, entre l'équateur et le 15ᵐᵉ degré de latitude sud, s'étend un immense plateau central, qui a l'aspect général d'un trapèze ; le terrain est incliné d'orient en occident. Ce plateau est traversé par de grandes chaînes, sillonnées de vallées et de dépressions qui renferment des fleuves majestueux et des lacs immenses. Au nord, le Nil et ses affluents en descendent. » (L. Lanier). Cette région du haut du Nil a un climat brûlant, sous un soleil tropical dont les rayons tombent verticalement.

La fièvre paludéenne, la dysenterie et la variole sont les trois maladies qui caractérisent la pathologie de ces régions. Les deux premières attaquent surtout les colons et les voyageurs qui appartiennent à la race caucasienne, c'est-à-dire les Arabes et les Européens, tandis que la dernière choisit surtout ses victimes dans la race éthiopienne.

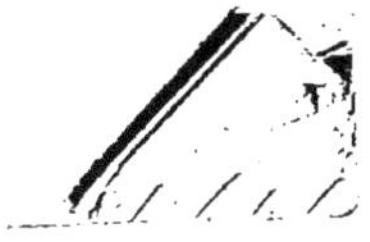

C'est là la région des grands lacs ou N'yanza que traverse la ligne équatoriale. Néanmoins, l'altitude de la contrée, les courants atmosphériques qui la parcourent librement et la végétation tempèrent la chaleur.

Dans l'Ou-Ganda, la température n'est pas torride : elle peut s'élever à 34°,8 et ne descend pas au-dessous de 10°,7. La moyenne de chaque mois oscille entre 20° et 22°. La moyenne annuelle est de 21°,4. « C'est la température de Canton, de Tunis, de la Nouvelle-Orléans ; le Caire, Bagdad, la Havane, Rio-de-Janeïro ont une moyenne plus élevée, sans parler des enfers de Bouchir, de Mascate, de Karatchi, de Biskra, de Mourzouk. » (E. Reclus).

Les vents dominants sont ceux du sud et du sud-est qu'attire le Sahara.

Il pleut beaucoup de septembre en novembre et en avril. Juillet est le mois le plus sec. Mais aucun mois n'est absolument dépourvu de pluie, et des nuages d'averse se forment en toute saison.

II. — *Kordofan.*

Le Kordofan est un pays de vastes plaines qui s'élèvent à la gauche du Nil, vers le sud.

Malgré son altitude, le Kordofan est une des contrées les plus chaudes de la terre. Les grandes chaleurs commencent en mars, et alors le thermomètre monte fréquemment à 40° à l'ombre. L'air, imprégné de sable, devient presque irrespirable. « Après les trois mois du sef ou saison des sécheresses, des nuages épais qui s'amoncellent à l'horizon du sud annoncent le kharif. Vers les premiers jours de juin, les averses se succèdent, violentes, mais en général de courte durée et fréquem-

ment séparées par des intervalles de beau temps. »
(E. Reclus).

Pendant la saison pluvieuse, la température, remarquablement uniforme, se maintient de 25° à 33°.

Vers la fin de septembre, après trois ou quatre mois de pluies intermittentes, le vent change et la température s'abaisse : pendant la nuit elle peut descendre à 15°.

El Obéïd, la capitale du Kordofan, est située à 579 mètres d'altitude. Elle est pour cette raison moins chaude que la plupart des autres villes de la région. Les pluies y tombent en abondance. « Pendant les sécheresses, on ne voit entre les cabanes que des espaces poudreux ; la ville offre un aspect désolé ; mais, vers la fin du kharif, quand la végétation est dans sa beauté, les quartiers extérieurs d'El-Obéïd paraissent être de grandes prairies, et les toits coniques des tokoul se montrent à peine au-dessus de la mer flottante du dokhn aux épis rouges. » (E. Reclus).

III. — *Darfour*.

Le Darfour est également un pays de plaines qui ne comporte que deux saisons : l'une sèche, l'autre pluvieuse de juin à septembre.

Grâce à la hauteur générale du sol, le climat est salubre, même pour les Européens, dans tout le nord ; mais les marécages formés par les pluies torrentielles qui tombent de mi-juin à septembre, font de la partie méridionale une contrée très malsaine pendant plus de la moitié de l'année. Durant la saison sèche, la température est toujours fort élevée, sauf dans les montagnes, où elle est généralement supportable.

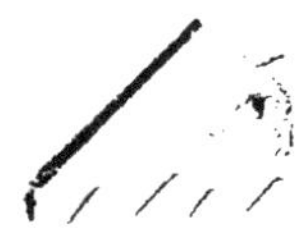

CHAPITRE III

L'Abyssinie.

—

I. — *Climatologie générale.*

L'abyssinie proprement dite est constituée par une région montagneuse qui se dresse entre le ciel et la mer Rouge, au-dessus d'un socle de mille mètres d'élévation.

Les sommets des montagnes éthiopiennes se dressent dans la zone des neiges persistantes tandis que leur base plonge dans la zone torride et que leurs promontoires baignent dans les eaux tièdes de la mer Rouge. Il en résulte une grande variété de climats : on peut mourir de froid sur les hauteurs et haleter de chaud dans les plaines ou dans les étroits koualla. Pendant l'été le sol de ces fournaises s'échauffe parfois à 70° et même à 75°.

« L'air est ordinairement calme dans ces cluses sans issue apparente ; mais que l'équilibre aérien se rompe tout à coup, et le vent s'élève en tempête pour remonter furieusement la vallée en courbant les arbres devant lui,

puis soudain l'air redevient immobile. Le manque de
courants réguliers balayant les impuretés de l'air rend le
koualla très dangereux à traverser. Avant ou après la
saison des pluies, il faut se hâter de les franchir, s'élever rapidement sur les pentes, gagner la région qui
s'étend au-dessus de la zone des fièvres. Presque aussi
brûlantes, les plaines bordières de la mer Rouge sont
beaucoup plus salubres ; le climat n'y est dangereux que
dans les années où la quantité de pluie dépasse la
moyenne : alors les fièvres règnent dans le pays ».
(E. Reclus).

Dans l'Ethiopie moyenne où s'est groupée la population presque toute entière, ces extrêmes de climats sont
inconnus. Sur ce plateau qui s'élève dans la zone torride,
les rayons du soleil ayant une force toujours à peu près
égale, il y a peu de différence de l'hiver à l'été et les oscillations de température proviennent surtout de la pureté du ciel et de l'épaisseur des nuées.

La saison des pluies varie suivant les diverses contrées
éthiopiennes. Dans les régions élevées l'hivernage commence en juillet et se termine en septembre ; les pluies
tombent également en janvier, et quelquefois en février
et en mars. Dans la région centrale l'hivernage ou
azmara commence d'ordinaire en avril et se continue
jusqu'à la fin du mois de septembre. A la base nord-
occidentale des monts, dans les provinces des Bogos, des
Galabat, de Gedaref et de Sônâr, les pluies tombent en
avril et en mai, et les grandes averses en juillet, août et
septembre.

Pendant toute la saison des pluies estivales il pleut
régulièrement chaque jour à des heures fixes. Le matin
le ciel est toujours pur et le soleil splendide ; mais, vers
midi, les nuages s'amoncellent, bientôt le tonnerre
gronde, et enfin, vers deux heures, l'orage éclate avec

une grande violence ; souvent même il tombe de la grêle ; puis, entre cinq et six heures, tout disparaît et le temps redevient beau.

Les Abyssins distinguent trois régions naturelles, d'après l'altitude, la température, la nature du sol, les productions végétales et les animaux : 1° les « kollas » ou plaines inférieures, dont l'altitude varie de 1000 à 1600 mètres et la température de + 22° à + 40° ; 2° les « ouaïna-dégas » ou terres moyennes dont l'altitude varie de 1600 à 3000 mètres et la température de + 14° à + 27° ; 3° les « dégas » ou hautes terres dont l'altitude varie de 3000 à 4600 mètres et la température de 0° à + 17°.

Les kollas sont brûlantes et malsaines.

Les ouaïna-dégas jouissent d'une température à la fois plus douce et plus égale. C'est l'Italie et le midi de l'Espagne. Rarement le thermomètre centigrade s'y élève au-dessus de 27° ; rarement il y descend au-dessous de 14°. Un grand nombre de provinces du plateau jouissent de cet heureux climat. C'est celui de Gondar et des plaines qui environnent le lac de Dembéa. Cette région, la plus riche de toutes, comprend aussi les villes les plus importantes du pays.

Ainsi les montagnes de Koma qui ont environ deux mille mètres d'altitude, forment une des régions les plus agréables de l'Afrique. Leur climat est égal. Il est assez frais pour qu'on n'ait pas à souffrir de la chaleur, assez chaud pour qu'on n'ait pas besoin de vêtements pour se préserver du froid. Grâce à la déclivité du sol, les eaux n'y séjournent pas. La salubrité est par conséquent parfaite.

Les dégas embrassent les cantons les plus élevés du plateau et les montagnes qui le dominent. La température la plus chaude y dépasse rarement 17° et s'arrête

le plus ordinairement à 10° ou à 12°, si ce n'est au
fond des vallées, ou la chaleur concentrée atteint les
proportions de véritables fournaises.

II. — *Pathologie abyssine.*

La zone basse, formée par le littoral de la mer Rouge,
est, comme nous l'avons vu, très malsaine. La malaria
y est particulièrement redoutable. On rencontre encore
cette endémie dans la zone moyenne jusqu'à 1800
mètres d'altitude.

La variole ou fantatta est encore extrèmement fréquente et très dangereuse. Néanmoins depuis que le négous Ménélick a introduit la vaccination dans ses états,
elle tend à diminuer de fréquence et d'intensité.

La lèpre est très commune sur le plateau éthiopien et
la ville d'Addis-Ababa renfermerait au moins un millier
de lépreux. Elle est également très commune dans les
kollas, surtout dans les villages habités par les Fela-
cha.

On rencontre des goitreux en assez grand nombre dans
les hautes vallées.

La syphilis, d'après R. Wurtz, est extrèmement fréquente en Éthiopie, surtout dans l'armée abyssine. Chez
les Gallas, dans la campagne, elle est beaucoup plus
rare, sauf dans les environs des villes, où l'élément
abyssin introduit la vérole. Il ne semble pas qu'elle soit
plus grave, quand elle est traitée convenablement, que
les syphilis moyennes observées à Paris. Par contre,
non soignée, elle donne lieu surtout à des syphilides
muqueuses graves, avec des pertes de substance considérables.

Le ténia est très répandu chez les Éthiopiens : il est

dû à l'ingestion fréquente de viande crue. Dans ces festins de « brondo », selon Bruce, ils ingèrent de la viande de bœuf encore palpitante, simplement assaisonnée de poivre et de piment.

III. — *Tigré.*

La capitale de la région, Adouah, est située à 1900 mètres d'altitude dans la région des plateaux. Les rues sont montantes et sinueuses, bordées de maisonnettes en pierre. Aksoum ou Akesemé qui est peut-être plus peuplée qu'Adouah, est un ensemble de bosquets et de jardins où se cachent les maisonnettes.

On peut encore citer d'autres agglomérations importantes : Antalo, à 2400 mètres d'altitude, une des villes les plus gracieuses de l'Ethiopie, grâce aux rideaux d'arbres qui entourent ses jardins et ses cases ; Ismala, chef-lieu de l'Atchofer, au sud-ouest du lac Tana, et dont les sources thermales minérales sont très fréquentées ; la ville sainte de Lolibala, située sur une haute terrasse basaltique, et où l'on jouit d'un printemps perpétuel ; Sokota, à 2250 mètres d'altitude ; Gondar, à 2000 mètres d'altitude, et formée de quartiers que séparent des places désertes où viennent roder les hyènes et les léopards. Gondar fut autrefois la capitale du royaume et les Négous venaient souvent se reposer à l'ombre de ses grands arbres, au bord de ses précipices. Des sources dans la thermalité varie de 37° à 42°, jaillissent en abondance dans cette région ; les plus fréquentées sont celles de Wanzighé et de Madhera-Maryamou, « repos de Marie », que desservent des prêtres médecins.

IV. — *Choa.*

Le climat du Choa est sain et, en raison de l'altitude (1800 à 2600 mètre), sans grandes variations thermométriques. La température correspond à celle des bords de la Méditerranée, avec cette différence que l'alternative des saisons, hiver et été, s'y fait généralement moins sentir. Les oscillations de la température proviennent surtout de la pureté du ciel et de l'épaisseur des nuages.

L'année se divise, comme dans le reste de l'Abyssinie, en deux parties : la saison sèche ou baga, et la saison des pluies ou kremt. La saison des pluies varie pour l'époque et la durée, suivant la latitude, la hauteur et l'exposition des diverses provinces.

Pendant la saison sèche le climat est excellent et la chaleur est tempérée par le vent de la mousson du sud-est, car l'océan indien n'est guère éloigné, à vol d'oiseau, que de 500 kilomètres. La saison des pluies est, au contraire, très malsaine ; les indigènes eux-mêmes en souffrent.

Ankober, l'ancienne capitale, est dans une situation délicieuse, sur les croupes d'une montagne ; mais la température y est très élevée. La nouvelle capitale, Addis-Ababa, « est située au milieu d'un cirque de montagnes, sur une série de collines en croupes allongées, séparées par des vallées ou par des ravins d'une vingtaine de mètres, creusés à pic et où coulent de petits ruisseaux. La ville occupe une étendue considérable, peut-être plus grande que celle de Paris. C'est un camp où les tentes ont été remplacées par des paillotes rondes, couvertes en toit de chaume. Çà et là se voit une maison plus vaste, ronde également, construite en pierre et aussi couverte de chaume. C'est une église ou la demeure d'un grand seigneur. » (R. Wurtz).

Addis-Ababa est une ville saine, surtout pendant la saison sèche. Mais il faut y faire l'acclimatement de l'altitude, la ville se trouvant à 2000 mètres. Pendant les premiers temps du séjour la marche rapide y est impossible à cause de l'essoufflement. L'eau qu'on y boit provoque chez tous les étrangers de la diarrhée due, d'après R. Wurtz, à sa pollution par le lavage des linges dans tous les cours d'eau et jusque dans les sources.

Le séjour de la ville d'Addis-Ababa est rendu insupportable aux Européens par le nombre extraordinaire de puces qui s'y trouvent, aussi bien à l'intérieur des paillotes que dans l'herbe des prés entourant les maisons. Pour être à peu près tranquille, on est obligé de faire laver à l'eau bouillante tous les jours le sol en terre battue des maisons, et une fois par semaine on le fait enduire de bouse de vache délayée. Au début de la saison des pluies les puces rentrent dans les maisons, et il faut redoubler de soins. Les poux de corps sont aussi extrêmement répandus ; beaucoup plus rares sont les poux du pubis, car les Abyssins et les Abyssines se rasent le pubis.

V. — *Harrar*.

Le pays des Danakils est un sol bas, brûlant et aride. Les régions du centre, au contraire, sont montueuses et escarpées. La capitale, Harrar, est située à 1600 mètres d'altitude, sur une colline en dos d'âne, surplombée à courte distance par des montagnes plus hautes. Les maisons sont construites en pierre de tuf aux tons brunâtres ; elles n'ont que de rares ouvertures sur des ruelles étroites, montantes et sinueuses. Un rempart de pierre flanqué de tours crénelées enceint la ville.

Harrar jouit d'un climat relativement tempéré. La moyenne annuelle de la température est de 12° à 15°. C'est une charmante oasis au milieu de régions arides, car elle a des champs fertiles, des bosquets d'arbres variés, des eaux courantes entre des bords fleuris.

La lèpre n'est pas rare à Harrar. La variole y exerce tous les ans des ravages considérables que l'entassement des maisons, la saleté des habitants et le défaut de soins expliquent facilement. La syphilis y est très répandue.

Le désert des Danakils est très fiévreux, immédiatement avant et surtout après la saison des pluies, au mois de septembre.

VI. — *Côte des Somalis.*

Toute cette région qui comprend la Somalie italienne, la Somalie anglaise, la Somalie française et l'Erythrée, est formée par une bande désertique qui du pied du plateau éthiopien s'avance au bord de la mer. C'est un pays chaud et aride, qui va en se rétrécissant à mesure que l'on monte du sud au nord. A Djibouti cette zone désertique a environ 250 à 300 kilomètres de large. A Massaouah, au nord, elle est si resserrée qu'en deux heures de marche on peut échapper au climat brûlant des bords de la mer Rouge par l'ascension des premiers contreforts du plateau.

Dans la Somalie française le climat est essentiellement sec. Pendant la saison chaude, de mai à septembre, le thermomètre oscille entre 30° et 40°, et il ne pleut pour ainsi dire jamais. En saison fraîche, c'est-à-dire de septembre à mai, la température moyenne est de 23° à 25°, et la pluie tombe quelquefois par ondées et en véritables trombes.

Djibouti est située sur une sorte de presqu'île, ce qui rend la chaleur humide pénible à supporter.

A Obock la chaleur est plus forte qu'à Djibouti. On y note souvent pendant la saison chaude des températures de 45° à 48°, et le thermomètre monte même jusqu'à 50° et plus. Les mois les plus durs sont ceux de mai et septembre, époque du changement de mousson. Alors il n'y a pas un souffle d'air et la température ne descend presque pas pendant la nuit.

Les insolations sont fréquentes dans la Somalie française ; mais la fièvre intermittente y est rare, particulièrement à Djibouti.

CHAPITRE IV

La Nubie.

—

I. — *Le climat.*

Le climat de la haute Nubie est un climat de transition entre la zone humide des régions équatoriales et la zone des pluies rares où s'étendent les déserts nubiens. La saison des pluies commence parfois en mai, plus souvent en juin ou en juillet et se termine en septembre. Après les pluies, les vents secs ou du nord soufflent jusqu'en mars : ils abaissent parfois la température à + 10 degrés.

Le désert de Nubie est parmi ceux dont la température offre le plus grand écart entre les chaleurs du jour et les froidures de la nuit. La cause en est à la grande sécheresse de l'atmosphère qui, la nuit, laisse rayonner la chaleur dans les espaces ; le vent du nord, qui souffle presque constamment, contribue aussi à l'abaissement nocturne de la température.

II. — *La pathologie.*

La malaria est à redouter en Nubie, surtout pendant la saison des pluies, principalement dans les régions marécageuses qui s'étendent le long du Nil Blanc. La dysenterie est également à redouter.

La mouche venimeuse, appelée « doboan » ou « sourréta », tourbillonne en essaims dans la vallée du Marèbe. Sa piqûre est presque toujours mortelle pour les animaux domestiques.

III. — *Les villes.*

Les grandes villes de la Nubie sont Chendy dont les habitants seraient peu vertueux, mais dont le climat est sain ; et Khartoum qui est très insalubre pendant la saison des pluies ; par contre, en hiver, l'atmosphère est purifiée par les vents du nord et il fait aussi bon y vivre que dans n'importe quelle cité de l'Afrique.

CHAPITRE V

L'Egypte.

—

1. — *Climatologie.*

Amrou écrivait, vers le milieu du viie siècle, au khalife Omar qui lui avait demandé une description de l'Egypte : « O prince des fidèles ! peins-toi un désert aride et une campagne magnifique au milieu de deux montagnes : voilà l'Egypte. Toutes ses productions, depuis Assouan jusqu'à Menchà, viennent d'un fleuve béni qui coule avec majesté au milieu du pays. Le moment de la crue et de la retraite de ses eaux est aussi réglé par le cours du soleil et de la lune ; il y a une époque dans l'année où toutes les sources de l'univers viennent payer à ce roi des fleuves le tribut auquel la Providence les a soumises envers lui. Alors les eaux augmentent, sortent de son lit et couvrent toute la surface de l'Egypte pour y déposer un limon productif. Il n'y a plus de communication d'un village à l'autre que par le moyen de barques légères, aussi nombreuses que les feuilles de palmier. Lorsque ensuite arrive le moment où ses eaux cessent d'être nécessaire à la fertilité du sol, le fleuve docile rentre dans les bornes que le destin lui a prescrites, pour laisser recueillir le trésor qu'il a caché dans le sein de la terre. C'est ainsi, ô prince des fidèles, que l'Egypte offre tour à tour l'image d'un désert poudreux, d'une plaine liquide et argentée, d'un marécage noir et limoneux, d'une ondoyante et verte prairie, d'un parterre orné de fleurs et d'un guéret couvert de moissons dorées. Béni soit le Créateur de tant de merveilles ! »

L'Egypte est encore ce qu'elle était au temps d'Amrou comme au temps des Pharaons : un présent du Nil, comme l'appelait Hérodote. Mais si le pays change perpétuellement, d'abord lac, puis parterre, puis aire brûlante et poudreuse, le ciel égyptien ne varie pas : toujours serein; avare de nuées, il verse sur l'Egypte un éternel et sec été. Les pluies sont très rares dans la haute Egypte, presque nulles dans l'Egypte moyenne. A Alexandrie et dans tout le delta elles règnent en décembre et janvier. Au Caire et dans tout le Fayoum il ne pleut guère qu'en janvier.

La neige et même les gelées blanches sont inconnues en Egypte ; mais les rosées sont très abondantes de novembre en mars. En hiver, le thermomètre descend quelquefois dans la basse Egypte à deux ou trois degrés au-dessus de zéro, mais communément il se maintient à 10° et 12°. En été la température monte à 35° et même à 38° au Caire et à 45° dans la haute Egypte.

En somme le climat de l'Egypte est chaud et sec. La moyenne annuelle de la température est de + 20° à Alexandrie, de + 22° au Caire, de + 26° à Keneh, de + 28° à Thèbes.

Le climat de l'Egypte est en outre caractérisé par la constance et la régularité de ses phénomènes.

Dans la région du delta, l'été et l'hiver se succèdent comme dans l'Europe méridionale ; les saisons intermédiaires du printemps et de l'automne sont réduites à une transition rapide. En été le ciel est clair et lumineux, mais l'atmosphère est chargée d'humidité.

Les vents qui règnent en Egypte sont ceux du nord qui viennent de la mer et qui rafraîchissent l'atmosphère, et ceux du sud qui apportent la chaleur et la sécheresse ; c'est un de ces derniers que les Arabes désignent sous le nom de « khamsin », parce qu'il règne surtout pendant les cinquante jours qui suivent l'équinoxe du printemps. Le « simoun » qui souffle du désert, dessèche et brûle tout, soulevant des tourbillons de sable qui ensevelissent les caravanes.

Quand soufflent de khamsin ou le simoun, l'atmosphère de l'Egypte est insupportable. Quand leur haleine ardente remplit l'air de tourbillons de poussière, la fournaise est partout. « Alors, dit le poète, les crocodiles, demi-cuits dans leur carapace, se pâment avec des sanglots ».

II. — *Pathologie.*

La malaria, assez rare au Caire, plus fréquente à Alexandrie, devient redoutable dans la haute Egypte. Il en est de même de la dysenterie. La variole n'est pas encore éteinte et fait souvent de grands ravages. La gale et toutes les maladies parasitaires sont extrêmement répandues.

L'ophtalmie contagieuse est très fréquente en Egypte où l'on rencontre un nombre prodigieux de borgnes et d'aveugles. Elle reconnaît pour causes : la réverbération de la lumière sur les murs blancs et les eaux du fleuve, les alternatives brusques de température, la poussière que le vent soulève en tourbillons, le manque d'hygiène et de soins, les mouches. « C'est pitié de voir les petits enfants autour desquels les mouches tournoient en essaims ; ils n'ont plus même la force de chasser les insectes qui se posent sur leurs yeux malades ; et, tristes, sans mouvement, ils attendent que le sommeil revienne interrompre leurs souffrances. » (E. Reclus).

Pour compléter ce tableau de la pathologie égyptienne, il faut encore noter, comme maladies spéciales : l'éléphantiasis, la lèpre et le bouton du Nil, sorte d'ulcère très analogue au bouton d'Alep ou de Biskra, qui atteint les indigènes comme les Européens.

III. — *Haute-Egypte.*

Le climat de la haute Egypte est sain, malgré l'ardeur de la température.

En descendant le Nil à partir de la première cataracte, on trouve d'abord Assouan, la Syène des Romains, que composent maintenant quelques humbles maisons arabes accroupies à l'ombre des dattiers et des palmiers doums, en face d'Eléphantine, « l'île fleurie ». Plus bas, c'est Edfou et ses temples ; Esneh, la ville des almées ; Thèbes et ses ruines grandioses éparses au milieu des sables ; Koçéïr, une petite ville aux rues régulières et propres ; l'oasis de Dakhlèh où jaillissent un grand nombre de sources dont l'eau a 36° ou 38°, les unes sulfureuses, les autres ferrugineuses ; au village d'El-Kasr les habitants ont établi des bains en creusant deux petits bassins qu'ils ont abrités et entourés de murs. A quelques journées de marche à l'ouest de l'oasis de Dakhlèh est l'oasis de Siouah où parlait l'oracle d'Ammon que vint interroger Alexandre; c'est une plaine verdoyante parsemée de lacs bleus ; mais ses eaux ont un goût salin et des miasmes dangereux s'échappent du limon et des vases. Quelques sources thermales, quelques-unes légèrement sulfureuses, coulent à côté des jets salins.

En continuant la descente du « père de l'Egypte », on trouve : Keneh dont les blanches maisons sont bâties sur une branche relativement étroite du Nil ; sur la rive gauche, presque en face, Denderah ; Girgeh, près des ruines d'Abydos ; Syout, dans un décor aimable, au pied de la chaîne lybique ; Béni-Hassan, un village composé de huttes basses, près d'un beau bois de palmiers ; Minieh qui compte plus de vingt mille habitants ; Abou-Girgeh, une ville fellah, dans une riche plaine, à trois kilomètres du Nil ; Fechn ; Benisouëf qu'enceint un rideau de sycomores et de palmiers ; Aftieh, où fut Aphroditopolis, la ville d'Hathor.

Enfin ce sont les villages sur l'emplacement desquels fut Memphis et nous sommes dans la basse-Egypte.

IV. — *Basse-Egypte.*

La grande ville de la Basse-Egypte est Le Caire, El Kahira, la victorieuse, l'héritière de Memphis. La température moyenne y est d'environ 22°. La température moyenne de janvier est de 13°,3, celle de février et décembre de 15°, celle d'octobre de 24°, celle de juillet, de 29°,5. L'atmosphère est habituellement claire et lumineuse, sauf quand le vent du désert soulève des tourbillons de sable ou qu'il s'élève quelques brouillards sur le Nil, mais ces brouillards durent fort peu.

A une demi heure au sud du Caire, non loin de

l'aqueduc de Saladin, à dix minutes à l'ouest du village d'Iman-Chāfey, on trouve la source thermale d'Aïn-Syra. Elle contient 3 1/2 0/0 de carbonate de magnésie. On peut l'employer comme purgatif. Elle forme un bassin irrégulier de 10 mètres de long sur 40 mètres de large. Un peu plus loin, à 24 kilomètres du Caire, Helouan est célèbre par ses eaux sulfureuses. C'est une station recherchée des malades pour la fraîcheur et la pureté de l'air. En face gisent éparses les ruines de Memphis.

Alexandrie s'élève sur l'ancien bourg de Rhacotès. La température moyenne de l'année y est de 21°,3, celle de l'hiver de 15°,2, celle du printemps de 20°, celle de l'été de 26°,9, celle de l'automne de 24°,3. La moyenne thermométrique est de 14° pour janvier, de 15°,2 pour février, de 16°,7 pour mars, de 20°,1 pour avril, de 23°,2 pour mai, de 25°,7 pour juin, de 25°,5 pour juillet, de 27°,8 pour août, de 26°,4 pour septembre, de 25° pour octobre, de 21°,5 pour novembre, de 16°,3 pour décembre.

Le climat de Port-Saïd, d'Ismaïlia et de Suez est encore plus chaud que celui d'Alexandrie. Port-Saïd manque surtout d'eau et d'arbres ; mais elle a des moustiques à revendre.

Parmi les autres villes importantes de la basse-Egypte on peut encore citer : Ramleh, agglomération de maisons de campagne polychromes et qui servent de villégiature aux riches habitants d'Alexandrie ; Rosette avec ses jardins ombreux où deux fois par an s'épand le parfum des narcisses ; Tantah qui compte plus de 60.000 habitants ; Damiette qui s'étend en croissant sur la bande de terre qui sépare le Nil du lac Menzaleh ; Medinet-el-Fayoum aux jardins pleins de fruits et de roses.

CHAPITRE VI

La Tripolitaine.

—

I. — *Climatologie générale.*

Le climat de la Tripolitaine varie dans les diverses oasis et sur les côtes ; en général il est chaud et sec. Dans la plaine de Barka, il est salubre et sain ; dans le Fezzan et à Ghadamès, il est brûlant l'été, froid l'hiver, sujet aux variations brusques, insupportable quand souffle le siroco, en automne. Il tombe des pluies peu abondantes en octobre et en mai.

II. — *Pays de Barka.*

L'ancienne Cyrénaïque, la terre que Pindare appelait le jardin de Jupiter et de Vénus, est maintenant le pays de Barka, vaste plateau où errent des hordes nomades, sans lettres et sans arts, qui parlent la langue du Korán. De Cyrène « au trône d'or » il ne reste plus que sa « fontaine éternelle » que les Arabes appellent maintenant Aïn-ech-Chehad et dont le flot s'épanche parmi les bouquets de lentisques et de cytises.

Hérodote raconte : « Le territoire de Cyrène a trois saisons admirables ». De nos jours aussi peu de climats peuvent se comparer à celui de la Cyrénaïque pour l'égalité et la douceur. « Le voyageur n'a pas souvent à souffrir des extrêmes de chaleur ou de froid ; en outre, il peut facilement changer de zone, puisque la plaine, le plateau, la montagne sont également revêtus de ce riche humus rouge où prospèrent toutes les cultures de la région tempérée. » (E. Reclus).

La partie septentrionale de Barka jouit d'un climat italien. Au niveau de la mer, la moyenne annuelle de la température varie suivant les latitudes de 21° à 22°. Sur les hauteurs la température s'abaisse : c'est le climat de la Sicile ou de Naples. L'atmosphère est en outre rafraîchie par les brises marines qui soufflent de jour et de nuit. Sur le plateau de Cyrène, à 500 mètres d'altitude, la température varie de 12° en hiver à 29° en été. La nuit la température s'abaisse beaucoup, en raison du rayonnement du sol dans le ciel clair, mais il est rare qu'elle descende à zéro. Dans la nuit transparente, le roc et le sable abandonnent leur chaleur presque aussi vite qu'ils l'ont reçue. Elle se perd dans le ciel d'un bleu sombre, et le calme souverain de l'atmosphère si tranquille qu'un flambeau b'ûle sans vaciller, favorise encore le refroidissement de l'air.

A l'est, dans la Marmarique, est le port ou Marsa Tobrouk, appelé aussi Tabarka, peu fréquenté, malgré son heureuse situation. Les navires viennent ancrer de préférence à Bomba, malgré l'insalubrité du littoral où l'ouadi Temmin perd ses eaux en flaques nauséabondes. Plus loin Derna pourrait prétendre encore au titre de jardin des Hespérides, car chaque maison y a sa treille et son palmier. Benghazi où les anciens faisaient couler le Léthé, le fleuve de l'oubli, est empestée par les effluves des marais voisins qui lui envoient la fièvre et des légions de mouches. Les Arabes appellent Benghazi le « royaume des mouches ».

III. — *Tripoli.*

Le climat de la Tripolitaine proprement dite est plus chaud que celui des autres contrées de l'Afrique septentrionale. Sur les rivages de la grande Syrte la moyenne annuelle de la température est de 20° à 22° ; mais dans l'intérieur, sur les sables, elle est beaucoup plus élevée et peut atteindre 50° à 60°. Dans l'oasis de Djofra, la température moyenne annuelle de l'année atteint près de 30°. Par contre il gèle assez souvent sur les plateaux et on a vu la neige tomber dans cette oasis de Djofra.

Sur le littoral l'ardeur et la sécheresse de l'air sont tempérées, d'avril en octobre, par la brise marine qui souffle régulièrement chaque jour du nord-est.

L'oasis de Djofra est une des plus salubre de la région : les ophtalmies et la malaria y sont presque inconnues.

Tripoli, malgré quelques embellissements récents, est sale comme toutes les villes turques, tour à tour fangeuse ou poudreuse, mal alimentée d'eau potable. Contemplée de la mer, c'est une vision de blanches murailles au milieu des palmes ; de près, ce ne sont plus que des masures séparées par des ruelles tortueuses.

IV. — *Fezzan.*

Fezzan est fait d'oasis, de dunes, de sables plats, de fond salés, de lacs de natron. La moyenne annuelle de la température y est de 27° à 28°. La moyenne estivale dépasse 32° à Mourzouk, mais il n'est pas rare de voir le thermomètre monter à 44° et même à 50°. Par contre, en décembre et pendant la première moitié de janvier, on peut voir l'eau geler pendant la nuit et au lever du soleil la température ne dépasse pas 5° à 6°.

Les pluies sont rares dans cette région et même la rosée manque presque complètement à cause de la sécheresse de l'air.

La ville principale et la capitale du Fezzan, Mourzouk est bâtie au milieu d'une plaine marécageuse dont les exhalaisons sont des plus dangereuses en été. La malaria y est particulièrement redoutable pendant cette saison.

V. — *Oasis de Ghadamès.*

L'oasis de Ghadamès étale ses palmes sur un plateau de 350 mètres d'altitude. Son climat diffère peu de celui du Fezzan.

La ville de Ghadamès ne brille pas précisément par l'hygiène. Les rues sont des corridors voûtés où la lumière ne pénètre que par de rares puits ménagés dans l'épaisseur des maisons. On ne peut y circuler, même en plein jour, que muni de lanternes. Les maisons construites en pierres et en briques séchées au soleil, ne reçoivent la lumière que par un trou pratiqué dans le plafond.

CHAPITRE VII

La Tunisie.

—

I. — *Climatologie générale.*

« La situation de la Tunisie à l'angle oriental de l'île
de Maghreb, entre les deux bassins de la Méditerranée,
et à l'une des portes du Sahara, donne au climat de la
contrée des caractères spéciaux. Baignée par la mer à
l'est et au sud-est, de même qu'au nord et au nord-
ouest, la Tunisie offre naturellement un climat plus égal
que celui de l'Algérie ; du reste, n'ayant pas de montagnes aussi élevées, de plateaux aussi continus, et ses
régions montueuses se terminant par des vallées largement ouvertes vers la brise marine, elle jouit au loin
dans l'intérieur d'une température plus douce que les
régions centrales du Maghreb. » (E. Reclus).

Les saisons se succèdent avec une grande régularité.
L'hiver qui est la saison des pluies, ne dure que deux
mois : janvier et février. Le printemps est terminé au
mois de mai et l'été se prolonge jusqu'en octobre. En
juillet et août la chaleur est insupportable et atteint 37°

à 47° à l'ombre. Le thermomètre peut monter accidentellement à Tunis jusqu'à 48° sous l'influence du vent
du sud qui souffle directement du Sahara sans rencontrer, comme au Maroc, la barrière naturelle de l'Atlas,
et apporte avec les exhalaisons étouffantes du désert, ces
nuées de sable impalpable qui arrivent parfois jusque
sur les côtes de Sicile.

II. — *Pathologie.*

Sauf quelques points isolés comme Béja où la fièvre
paludéenne est endémique, quelques localités sur le
cours de la Medjerdah et les marécages d'Utique, la Tunisie est un pays sain.

On peut signaler comme présentant un caractère particulier de fréquence et d'intensité : la conjonctivite purulente, l'ophtalmie purulente, toutes les affections cutanées en général, le rhumatisme, la syphilis et la variole.

III. — *Tunis.*

Tunis qu'on a appelée le « Paris lybien », jouit d'un
climat salubre, grâce à la circulation des vents du nord.
Le quartier neuf ou quartier franc est peut-être, malgré
la propreté et la largeur de ses rues, le moins salubre.
La température moyenne de l'année à Tunis est de
18°,3 ; la température la plus basse (4°,3) s'observe en
janvier et la température la plus haute (35°,1) en août.
Il ne tombe jamais de neige à Tunis et dans ses environs.
Il est rare que le thermomètre, même de très bonne
heure le matin, descende au-dessous de 4° ou 5°, même

en novembre, décembre et janvier. Entre dix heures du matin et deux heures de l'après-midi le thermomètre monte fréquemment à 16° et 18°, même en janvier.

Pour Lemanski Tunis et ses environs méritent, par leur situation et leurs avantages spéciaux, de fixer l'attention des malades et des médecins, comme lieu d'hivernage pour les tuberculeux. J. Rouquerol considère au contraire cette situation comme mauvaise. D'après lui, c'est plus au sud, dans la région montagneuse du Keff ou dans celle de Zaghouan qu'on pourrait placer un sanatorium pour tuberculeux.

IV. — *Environs de Tunis.*

Dans la banlieue tunisienne quelques villes méritent de nous arrêter un instant. C'est d'abord, à dix kilomètres de Tunis, Radès qui offre un joli coup d'œil de villas bâties en amphithéâtre sur une légère éminence, assez élevée cependant pour que la vue panoramique embrasse une vaste plaine et toute l'étendue du golfe.

La Goulette est très fréquentée pendant la saison des bains. Sa plaine marécageuse a été transformée en un jardin public. La plage de la Marsa attire également les baigneurs tunisiens en été.

Sur la pointe la plus élevée du promontoire de Carthage, les maisons blanches de Bou-Saïd se montrent au milieu des oliviers. Pendant la saison des chaleurs une brise fraîche y souffle de la mer au-dessus de l'atmosphère dormante de la plaine, et les Tunisiens s'y réfugient volontiers.

4*

V. — *Nord tunisien.*

Si on remonte au nord de la régence, on trouve nombre de localités importantes. Sans compter Bizerte qu'un grand avenir attend sans doute, c'est d'abord Bou-Chateur qui élève ses maisons au milieu des marécages d'Utique. Son eau est claire, limpide, sans odeur, hyperthermique (40°), très chargée d'arséniates. On l'emploie en boisson après refroidissement.

Plus à l'ouest, Béja, bien que bâtie sur la pente orientale d'une colline, au-dessus d'une vallée verdoyante dans laquelle serpente un oued, est fiévreuse. Dans le voisinage, le village de Siada a des sources intermittentes d'eaux chlorurées sodiques, d'une thermalité de 49°.

Sur la frontière algérienne et en Kroumirie, on trouve des sources d'eau chlorurées sodiques à 49° à Bordj-el-Hammam, une source ferrugineuse à Aïn Draham, des sources chlorurées sodiques à Hammam des ouled Ali et à Hammam des Ouchtatas.

A l'ouest et un peu au sud, El-Kef, l'ancienne Sicca-Veneria où les prêtresses d'Aphrodite se livraient aux passants pour gagner leur dot, a la richesse des eaux jaillissantes.

Thala, misérables débris de l'opulente cité où Jugurtha s'est réfugié avec ses trésors, a dans son voisinage les thermes de El-Hammam qui sont encore fréquentés des Arabes.

A quinze kilomètres à l'est de Tunis, sur le bord de la mer, au pied du charmant village de Hammam-Lif auquel des constructions récentes ont donné l'aspect d'une de nos villes d'eau d'Europe, émergent deux sources thermales : Aïn-el-Bey et Aïn-el-Ariane, qui, depuis la plus haute antiquité, ont été fréquentées par les habitants de la région. Ces eaux sont chlorurées sodiques fortes ; elles sont claires, limpides, de saveur salée, quelquefois d'odeur légèrement sulfureuse due à des matières organiques. Leur thermalité varie de 47° à 49°. Elles sont utilisées surtout sous la forme de bains contre les maladies scrofuleuses et nerveuses.

Les sources de Hammam-Corbus émergent au bord de la mer, au pied des montagnes, en face de la Goulette, dans la presqu'île du Cap Bon. Ces eaux sont, comme celles de Hammam-Lif hyperthermales, chlorurées sodiques fortes ; mais la présence de l'acide phosphorique y ajoute des éléments reconstitutifs et stimulants. Elles sont limpides, inodores, d'une saveur fade et salée. On les administre sous forme de bains d'une durée de dix minutes. Située directement au sud de Tunis, entre des altitudes de 196 à 236 mètres, Zaghouan est un lieu de villégiature pour les Tunisiens, grâce à son air pur, à ses jardins, à ses massifs d'arbres, à ses eaux courantes. Outre la source qui alimente d'eau pure la ville de Tunis, on trouve plusieurs sources thermales : Hammam-Zeriba, dans un site grandiose, dont les eaux chlorurées, sulfatées très faibles, sont employées en bains prolongés ; Hammam-Djedidi, exclusivement fréquentée par les Arabes qui viennent y soigner leurs rhumatismes.

Nabel qui regarde les eaux du golfe de Hammamet, a pris une certaine célébrité comme ville d'hiver. Elle est bien abritée au nord par des collines. Le vent ne souffle pas en tempête dans ses rues comme dans les rues de Tunis, soulevant des tourbillons de poussière. Coquettement entourée d'une large ceinture de jardins d'orangers, de citronniers, de mandariniers, où fleurissent aussi en abondance les rosiers, les jasmins, les géraniums et les grenadiers, Nabel semble une véritable oasis. Le climat y est particulièrement doux en hiver ; de temps immémorial les médecins tunisiens y envoient leurs tuberculeux.

VI. — *Sud tunisien.*

Le sud tunisien est un peu moins salubre que la région nord. Les fièvres paludéennes en particulier y sont plus fréquentes. Pourtant le climat de Sousse est un des plus sains de la Tunisie ; c'est là, dit-on, que les Romains ne mourraient que de vieillesse. Monastir est environnée d'un magnifique bois d'oliviers qui lui forme une large zone d'ombre et de fraîcheur. Sfax manque d'eau potable ; la température moyenne de l'année y est de 19°, la température la plus haute en août de 32°,4 ; la température la plus basse en janvier de 15°,2.

« Kaïrouan, entourée de décombres, de terres nues, de dépressions salines, est, parmi les cités tunisiennes, une de celles que la nature a le moins favorisées ; elle n'a point d'eaux courantes ni de fontaines, et l'eau qui l'alimente provient uniquement de citernes, dont quelques-unes sont remplies, lors des pluies continues, par l'oued Merg-el-Lil, clarifiant son courant de bassin en bassin. La cité n'a point encore de jardins ombreux ; autour d'elle s'étendent plus de cimetières que de cultures ». (E. Reclus).

Sur la rive continentale de la petite Syrte, Gabès n'est qu'un ensemble de hameaux et de bourgades épars au milieu des palmiers. « Vue de la mer, l'oasis se montre comme une île de verdure où brillent çà et là des murs blancs ». D'après Rouquerol, tous ou presque tous les nouveaux arrivants à Gabès sont pris pendant les premiers jours qui suivent leur débarquement, d'embarras gastriques quelquefois assez sérieux. Cette épreuve se manifeste par une céphalalgie tenace et de la dysenterie, puis, après quelques jours, le malaise se dissipe et le séjour de Gabès devient très supportable ; certains le trouvent même fort agréable.

A l'ouest de Gabès et près de la rive méridionale du chott el-Fedjedj, plusieurs villages, épars comme ceux de Gabès, au milieu des bouquets d'arbres, constituent un ensemble désigné sous le nom de El-Hamma : ce sont les Aquæ Tacapitanæ des anciens et que les indigènes fréquentent encore.

Gafsa est bâtie sur une terrasse qu'entoure un cirque de rochers et de montagnes. Nombre de sources y versent des eaux claires et limpides, mais séléniteuses et douceâtres ; quelques-unes ont une thermalité qui atteint 30°, ce qui, grâce à l'élévation de la température en été à Gafsa, permet aux habitants de dire que leurs sources sont fraîches en été et chaudes en hiver. On rencontre souvent, à la fin de l'automne, à Gafsa et dans Djerid une maladie cutanée particulière qu'on appelle le clou de Gafsa et qui ressemble au clou de Biskra, mais dont on n'a pas encore trouvé le parasite.

Le Djerid ou pays des palmes comprend la région des oasis méridionales. Il a, en effet, cet « air de feu » qui convient au feuillage des palmiers et des sources tièdes et abondantes qui sans cesse alimentent leurs racines. A Tozeur qu'environne une ceinture de sables, la température moyenne de l'année est de 21°,02 ; elle peut monter en juillet à 42° ; en janvier elle ne descend jamais au-dessous de 14°. Dans le voisinage de Tozeur, à El-Hamma, une source légèrement sulfureuse à laquelle les arabes attribuent d'étonnantes vertus, jaillit sous les palmiers.

VII. — *Ile de Djerbah*

L'île de Djerbah est à cheval en quelque sorte sur la limite de la région sud et de la région désertique. Bien que les eaux y soient en grande abondance, c'est, assure-t-on, un séjour peu agréable pour des Européens.

VIII. — *Région désertique.*

La région désertique commence à Gabès à l'est et à Nefta à l'ouest ; elle est limitée au sud par la frontière tripolitaine. Elle n'est pas malsaine : mais la moyenne annuelle de la température y est de 20°,6. En août, la température peut dépasser 36°, en janvier elle peut descendre à 5°. On trouve à Hammam du Nefzaoua, à 30 kilomètres ouest de Gabès, des sources thermales, légèrement sulfureuses, qui alimentent un établissement dont la construction remonte à la plus haute antiquité. La thérapeutique indigène attribue à ces eaux une efficacité très grande et très prompte contre la syphilis, la lèpre, les rhumatismes, les plaies de toutes sortes.

CHAPITRE VIII

L'Algérie

—

I. — *Climatologie générale.*

Située dans la partie centrale de la zone tempérée arctique, l'Algérie a un climat chaud, mais considérablement modifié par la constitution physique du pays. Aussi ce climat est très différent dans ses diverses régions. «Sur le littoral, la chaleur est intense et prolongée, le froid très exceptionnel, les pluies rares en été, fréquentes et abondantes en hiver. Dans les régions montueuses la température s'abaisse en raison directe de l'altitude et de l'orientation ; les versants et les vallées dirigés vers le nord ont un climat froid ou tempéré ; il y tombe souvent de la neige qui persiste pendant plusieurs mois sur les hautes sommités. Les versants méridionaux et les déserts ont un climat brûlant pendant la majeure partie de l'année, sauf à l'époque des pluies. » (Lombard).

Le littoral ou « sahel » jouit d'un climat délicieux, tempéré suivant les heures par la brise de terre ou la brise de mer. Bône, Philippeville, Bougie, Alger, Oran vivent sous un ciel lumineux et indulgent. Mais loin de la côte, dans l'intérieur du « tell » ou de la plaine, le climat devient plus extrême. Il y a parfois en été des semaines terribles où sous les ardeurs d'un soleil luisant la température monte à 45°, avec des nuits sans un souffle d'air. Par contre, en hiver, des vent glacés tombent des sierras et la neige descend du ciel sur des villes qui touchent au Sahara et où l'on grelotte sous 5, 8, 10 et même 12 degrés de froid.

Heureusement « l'Algérie a ces trois sauvegardes : la Méditerranée dont la brise est fraîche et rassemble peu de nuages, le désert le plus sec du nord, et le tell, escalier de plateaux. A deux pas d'un rivage où le dattier grandit, près des villes qu'embaume l'oranger, des prairies montent jusqu'à la lisière des chênes, des pins et des cèdres hantés par de blancs hivers. » (O. Reclus).

En général le climat de l'Algérie est chaud et sec de juillet à octobre ; la pression atmosphérique est alors faible, les courants d'air bas, l'atmosphère transparente, le ciel sans nuages, les jours presque sans aurore et sans crépuscule, les nuits claires avec d'abondantes rosées. D'octobre à juin, l'on observe des rafales du nord et du nord-ouest, la pression atmosphérique est forte, les vapeurs venant de la mer crèvent en pluies torrentielles dans l'intervalle desquelles l'atmosphère reprend toute sa sérénité.

En résumé deux saisons : celle des pluies de novembre à avril, amenées par les vents d'ouest et du nord-ouest, irréguliers et variable ; celle de la sécheresse, d'avril à novembre, pendant laquelle la pluie est rare, avec des vents du nord-est ou du sud est : ce dernier est le vent du désert, « l'empoisonneur », le « simoun ». Ainsi l'air froid de l'Atlas descend vers le Sahara, et l'air brûlant du Sahara monte vers l'Algérie.

Quand souffle le simoun ou siroco, des courants de feu traversent l'atmosphère, aspirant l'humidité, desséchant l'air et le sol. L'homme est haletant, la peau et les narines sèches, la langue brûlée ; les animaux tournent le dos au vent et plongent leur museau dans le sable pour y chercher quelque fraîcheur ; les plantes elles-mêmes se tordent, jaunies et séchées. Alors ce n'est plus de l'air qu'on respire mais de la poussière, une poussière fine comme du brouillard, et chaude comme un bain de vapeur. Les rayons du soleil, engagés dans ce milieu réfractaire, y produisent un nimbe immense, dont le ton rutilant, plus encore que l'éclat, abîment les yeux.

II. — *Pathologie algérienne.*

La malaria se fait surtout sentir le long des grandes vallées, particulièrement celle du Chéliff et de la Mitidja, le long du littoral, surtout aux embouchures des petits cours d'eau à bord fangeux tels que l'Harach, l'Hamis, la Righaïa, etc.

Parmi les régions les plus insulubres, on peut signaler, dans la province d'Alger : le lac d'Alloulah et les bords de la Chiffa ; dans la province d'Oran : les plaines du Sig et de l'Habra ; dans la province de Constantine : la plaine de Seybouse (environs de Bône) et le lac Fezzara. Sur les hauts plateaux qui succèdent au tell la malaria est beaucoup plus rare, de même que dans les oasis du sud.

Grâce à la mise en valeur du sol, à la culture intensive, aux travaux d'assainissement, l'Algérie a été corsidérablement assainie et les fièvres palustres sont beaucoup moins redoutables qu'autrefois.

A côté de la malaria, on constate quelquefois des cas d'infection typho-malarienne et de fièvre méditerranéenne ou fièvre de Malte.

La dysenterie règne à l'état endémique en Algérie, surtout en été. Elle se complique assez souvent d'abcès du foie. La variole est encore une cause fréquente de mortalité en Algérie. Cela tient en grande partie à la répugnance des indigènes à se faire vacciner et aussi à la pratique non encore abolie de la variolisation. « Dès que les Arabes voient survenir un cas de variole de Dieu, c'est-à-dire un cas sporadique léger, écrit J. Brault, ils s'empressent de provoquer la maladie chez tous les enfants de tout un douar ou de tout un quartier; c'est ainsi qu'ils déterminent des épidémies épouvantables. D'habitude, pour varioliser, les indigènes prennent le pus des pustules de variole bénigne et l'inoculent au dos de la main, dans le premier espace interdigital; la première épine de cactus venue leur sert de lancette. Cependant, ils s'y prennent parfois de manière moins médicale; ils font par exemple coucher le sujet à immuniser dans le lit d'un varioleux, ou bien ils font boire au patient des croûtes délayées dans du lait ».

La cécité était et est encore très répandue chez les Arabes. Lors de mon arrivée à Alger, je fus frappé du grand nombre d'aveugles qu'on rencontre dans les rues. A Biskra, et surtout dans l'oasis voisine de Sidi-Okba, ils sont plus nombreux encore. Beaucoup d'enfants arabes naissent avec des ophtalmies purulentes. Comme on ne leur fait suivre aucun traitement, un grand nombre restent aveugles. De plus, par suite du manque de précautions hygiéniques, la contagion est très facile par les linges, les vêtements, les doigts qu'on prend rarement la peine de laver, et surtout par les mouches.

Les conjonctivites et les ophtalmies granuleuses sont également très répandues. J'ai remarqué qu'à Sidi-Okba, sur vingt indigènes, dix au moins avaient de la conjonctivite. L'éclat du soleil, les tourbillons de poussière soulevés par le vent ont une importance étiologique, à côté de la contagion, dans la genèse de ces affections.

La lèpre n'est pas encore éteinte en Algérie. D'après Gemy et Raymond, c'est surtout sur le littoral et en Kabylie que les lépreux ont été signalés.

Sur le littoral, à Oran, Cherchell, Alger, Bougie, la lèpre est importée d'une façon continue par les Espagnols venus des provinces de Valence et d'Alicante où existent encore des centres lépreux. Dans l'intérieur de la colonie, les lépreux qu'on rencontre sont d'origine indigène, autochtone, et les foyers n'ont actuellement aucune tendance à s'étendre.

Em. Legrain assure que les accidents d'ergotisme sont assez fréquents parmi les populations misérables du nord de l'Algérie. Pour lui, l'ergotisme doit être suspecté, non seulement dans les gangrènes des extrémités, fréquentes en Kabylie, non seulement dans les prurits d'automne, dans les cas de cataracte double, dans les dermatoses atypiques, bulleuses, gangréneuses, desquamatives, mais encore dans certaines cachexies qualifiées, avant tout examen sérieux, de cachexies paludéennes, dans les intoxications et infections intestinales, dans les formes anormales de la dysenterie, dans ces états putrides, apyrétiques, mal définis, qui déroutent si souvent le diagnostic du médecin exerçant en pays Kabyle.

La syphilis est très grave et très fréquente chez les indigènes ; chez les Européens, elle est aussi plus sévère que dans les pays tempérés. Quant au chancre mou, on le rencontre chez les indigènes avec une fréquence

surprenante et il se complique assez souvent de phagédénisme. J. Brault ne voit pas de différence entre ce
phagédénisme et l'ulcère des pays chauds.

Les affections cutanées sont également très répandues
en Algérie. En raison de la chaleur qui provoque des
sueurs profuses incessantes, en raison de la poussière
soulevée principalement par le vent du sud, les irrita-
tions et les infections des téguments externes se montrent
avec une fréquence inouïe ; les érythèmes, l'intertrigo,
les miliaires, la furonculose frappent une grande partie
de la population en été.

L'éléphantiasis, bien qu'en voie de régression, se rencontre encore assez fréquemment chez les Juifs d'Alger.

L'indigène algérien, et surtout le nègre, ont une pré-
disposition marquée à la production des chéloïdes. Ces
chéloïdes se développent chez eux à la suite de lésions
de toute nature : ulcérations tuberculeuses, syphili-
tiques, lépreuses, application de ventouses scarifiées,
tatouages. En outre, elles sont souvent accompagnées de
dyschromies cutanées.

Le clou de Biskra se rencontre à Laghouat, Tuggurt,
dans les Zibans, et même dans le nord de la Tunisie et
de l'Algérie.

Les tænias, surtout le tænia inerme, sont fréquents.
La trichine, la filaire et la bilharzie existent aussi et se
rencontrent quelquefois.

Quant à la phtiriase, elle est pour ainsi dire universelle.

Dans certains cantons de l'Algérie, dit E. Legrain,
principalement dans le sud, les coiffures monumentales
des femmes, agrémentées de tresses de laine multicolores, recèlent à foison le pou de tête ; la chevelure de
l'Ouled-Naïl des oasis sahariennes est un réceptacle sans
pareil : on trouve souvent chez elle tout le cortège d'ac-

cidents cutanés, imputable à la multiplication exagérée de ces parasites : éruptions vésiculeuses, pustuleuses, etc., dont la sécrétion visqueuse colle les cheveux et répand une odeur fétide. —

Le pou du corps foisonne chez presque tous les indigènes, dont le burnous en renferme souvent de grandes quantités. Il est presque impossible d'échapper à ce parasite après un séjour de quelques minutes dans un lieu fréquenté par les indigènes, café maure, tribunal, etc. Le pou du corps détermine très souvent chez eux une mélanodermie assez intense, qui dure quelque temps encore après la disparition de la cause qui l'a produite.

Enfin, malgré la coutume des indigènes des deux sexes de se raser les poils du pubis, le morpion est un de leurs hôtes habituels.

Parmi les animaux venimeux, la tarentule et la grande scolopendre ne produisent le plus souvent que des accidents insignifiants. La piqûre des scorpions, bien que plus dangereuse, ne tue guère que les petits animaux.

Parmi les vipères, deux sont particulièrement redoutables : le céraste ou vipère à cornes, qui a des habitudes nocturnes, et existe surtout dans la région saharienne ; le naja, plus redoutable encore, se rencontre dans le sud-est de Biskra et dans le sud tunisien.

III. — *Province d'Alger.*

El-Djezaïr étage ses maisons blanches sur la raide colline du Bouzarea, bien exposée aux vents du large, ce qui donne au régime anémométrique une importance capitale dans la distribution de la chaleur, de l'humidité et de la pression atmosphérique. Le vent du sud ou siroco est adouci par le voisinage de la mer. Ses hivers sont d'une douceur exceptionnelle.

Dès le xiiie siècle, Abou-Mohammed-el-Abdery, le maure de Valence, écrivait : « C'est une ville qu'on ne peut se lasser d'admirer et dont l'aspect enchante l'imagination. Assise au bord de la mer, sur le penchant d'une montagne, elle jouit de tous les avantages qui résultent de cette position exceptionnelle : elle a pour elle les ressources du golfe et de la plaine ».

A Alger la température moyenne de l'année est de + 20°,6 ; les températures extrêmes sont de + 35° à + 40° en été et de — 2° à — 3° en hiver. La température moyenne relevée pour chaque mois a été de 15°,5 en janvier, de 15° en février, de 15°,5 en mars, de 17°,8 en avril, de 20°,9 en mai, de 23°,9 en juillet, de 27°,8 en août, de 26°,3 en septembre, de 23°,2 en octobre, de 19°,1 en novembre et de 16° en décembre.

On a recommandé Alger comme station d'hiver pour les tuberculeux, en raison de la douceur et de l'égalité de son climat. Mustapha est en hiver un séjour délicieux. La température d'hiver y est de + 12° ; la végétation est très abondante ; l'air n'est pas sec, mais humide. Toutefois l'humidité moyenne n'est pas trop grande. La pluie a lieu comme dans les zones tropicales, elle se manifeste par des averses de peu de durée. Il n'y a pas de journées pluvieuses dans le vrai sens du mot et le malade peut toujours sortir, ne fût-ce que pour quelques heures. Dans les environs il y a de belles forêts de chênes où l'on peut se promener à l'ombre, en plein hiver. On se croirait dans une région tropicale. Mais, le soir, la température se refroidit rapidement.

Les inconvénients que présente Alger c'est qu'elle est exposée du nord à la mer au lieu d'être abritée comme

la Riviera. Des changements brusques de température
ne sont pas rares. Un autre inconvénient est la poussière.
Les montagnes sont de formation calcaire et la chaux
produit une poussière fine qui pénètre dans les pou-
mons.

Verhaeren classe le climat d'Alger parmi les climats
marins sédatifs toniques, comme Madère, Pau, Ajaccio.
Il a observé les résultats les plus satisfaisants chez les
tuberculeux à forme chronique commune, ayant dépassé
la première période de leur affection, et ne pouvant, par
suite, plus être envoyés à l'altitude : chez ces malades,
les cavernes peu étendues arrivent à se cicatriser, et il se
produit dans leur état une rémission durable équiva-
lente presque à la guérison. Les malades plus gravement atteints ont un retour des forces appréciable et
une survie notable. Les tuberculeux à forme subaigë, à
lésions disséminées retirent aussi un bénéfice de la cure
algéroise. Quant aux malades qui présentent des com-
plications du côté du larynx, de l'intestin, des reins, qui,
dans une région plus rigoureuse, se cachectiseraient rapidement, ils voient, à Alger, leurs maux s'atténuer un
peu, et obtiennent une prolongation, parfois sensible,
de leur existence.

En somme, le littoral algérien convient parfaitement
aux tuberculoses torpides. La douceur du climat, cette
tiédeur éternelle de l'atmosphère, la faible amplitude des
oscillations thermométriques, ces conditions climatériques spéciales jointes aux autres avantages du voisinage de la mer, ménagent parfaitement les lésions qui
sommeillent.

Elles constituent pour les organismes ainsi touchés
dans leur structure intime, mais en état d'équilibre momentané, une sorte de milieu admirablement harmo-
nique, nullement agressif, et pour prendre un terme

vulgaire, mais très expressif, une véritable boîte à co-
ton.

Nos climats un peu rudes, notre air trop vif parfois,
nos changements brusques de température, irritent à
chaque instant ces organismes susceptibles et réveillent
des lésions qui demeurent souvent sous le climat d'Alger indéfiniment silencieuses. Ce sont les tubercules du
larynx qui semblent bénéficier spécialement de cette faveur : peut-être précisément parce qu'ils sont en contact
plus immédiat avec le milieu atmosphérique.

Par contre, le climat algérien a une action manifeste-
ment dépressive sur les tuberculoses en pleine activité. Cette humidité excessive, cette moiteur permanente qui vous imprègne de toutes parts, l'infinie douceur de la température, entretiennent la lésion, excitent
la fièvre, déterminent une sorte d'éréthisme continuel,
et par dessus le marché enlèvent au pauvre phthisique
le soupçon d'appétit qui lui restait. C'est qu'en effet ces
conditions climatériques ne provoquent aucune réaction
franche de l'organisme ; elles l'entretiennent dans une
sorte de tiède débilitation ; elles constituent un milieu
essentiellement amollissant, rappelant tout à fait ces
chambres de phthisiques si bien décrites par Peter.

Aux portes d'Alger, dans le « Frais-vallon » jaillisent
des sources d'eau limpide et délicieuse à boire, et aussi,
sous la Koubba de Sidi Medjber, une source d'eaux ferrugineuses, alcalines, carbonatées.

A l'est d'Alger est la Kabylie coupée par la chaîne du
Djurdjura qui verse dans les plaines les eaux limpides
nées des neiges de ses sommets. Voici d'abord Palestro,
une bourgade salubre, malgré les ardeurs de ses étés, et
où les promeneurs d'Alger viennent assez souvent admirer le pittoresque défilé de l'Isser ; puis Fort-National
bâtie sur un plateau à 916 mètres d'altitude, Tizi-Ouzou

qui n'est plus qu'à 257 mètres d'altitude, sur un petit seuil de collines, à l'ouest d'une vaste plaine où s'unissent les eaux torrentielles de l'oued Sebaou et de l'oued Aïssi. Le port de la Kabylie est Dellys, une Alger en miniature avec sa rue unique entourant les pentes d'une colline où montent les ruelles de la ville arabe.

A l'ouest d'Alger, sur le versant sud des collines du sahel, Kolea qu'arrosent des eaux pures et abondantes, regarde la Méditerranée et de l'autre la plaine de la Mitidja où s'élève Boufarik, ville pleine autrefois de moribonds et où la corneille elle-même ne pouvait vivre, assure un dicton arabe. Aujourd'hui la plaine sinistre s'est assainie, les marais se sont changés en jardins et les platanes font à la ville une ceinture d'ombrages. Boufarik est maintenant une cité coquette, une oasis d'ombre, un opulent verger.

A 30 kilomètres d'Alger, à 8 kilomètres au sud de Rovigo, dans un défilé du haut Harrach, jaillissent les eaux thermales salines de Hammam-Melouan ou « bains colorés ».

La reine de la Mitidja c'est la voluptueuse Blida, la mère des oranges, assise au pied de l'Atlas, sur l'Oued-el-Kebir, clair torrent descendu des halliers du Beni-Salah. La moyenne annuelle de la température y est de 17°,7. A 8 kilomètres de Blida, au-dessus du village de Souma, tombe une cascade célèbre chez les Arabes, qui viennent, de près ou de loin, s'exposer à son immersion pour obtenir une guérison à tous leurs maux. La cascade est située à une petite distance du tombeau du saint marabout Sidi Mouça. C'est à son influence plus qu'aux vertus de l'eau qui sont nulles, qu'il faut attribuer les guérisons.

Médéa est bâtie sur un plateau, à 920 mètres au-dessus du niveau des mers. La moyenne annuelle de la température y est de 19°,5. Dans son voisinage, à Mouzaïa, jaillit à la base d'un rocher marneux une source d'eau alcaline gazeuse qui pourrait remplacer avec avantage l'eau de Seltz ou de Saint-Galmier. Un peu plus au sud, à Berouaguïa, la « ville des asphodèles », on trouve des sources d'eaux thermales sulfureuses.

Mais des thermes autrement célèbres et autrement fréquentés existent sur l'emplacement des « Aquæ Calidæ » des Romains à Hamman Rhira. On y trouve des eaux chaudes sulfatées calciques, des eaux ferrugineuses froides. Les Arabes y viennent en foule et un hôtel bien aménagé y reçoit les Européens.

Entrons maintenant dans la vallée inégale et caillouteuse du Chélif, terre nue, brûlée, battue par les vents arides. Voici d'abord Miliana, à 740 mètres d'altitude, au milieu des vignes. Sa température moyenne annuelle est de 15°. Il fait plus chaud à Duperré dont le séjour est moins agréable. Orléansville est de même un séjour peu enviable pour les Européens qui ont à y redouter aussi bien les chaleurs de l'été que les vents furieux de l'hiver.

Un peu au sud de Miliana, Teniet-el-Hâd s'élève à 1145 mètres d'altitude, ce qui fait que les chaleurs y sont modérées : la température moyenne de l'année y est de 17° à 18°. Au milieu de sa forêt de chênes et de cèdres jaillissent des sources ferrugineuses d'une grande richesse, très fréquentées par les Arabes.

Quand on descend vers le sud de la province d'Alger, on rencontre d'abord Bou-Sâdâ bâtie en amphithéâtre sur un colline, à 578 mètres d'altitude ; puis Djelfa, sous un climat de froids vifs et de fortes chaleurs, puisque la température descend à 7° en hiver et dépasse 27° en août ; Laghouat qui porte ses quinze mille palmiers à 741 mètres d'altitude et dont la température en

août dépasse 30°. Plus au sud encore, Ghardaïa, une
des sept villes Mzabites ; Metlili qui a toujours soif dans
son ravin sablonneux ; enfin Ouargla qu'entourent six
cent mille dattiers et où les Européens ne peuvent séjourner en été.

IV. — *Province d'Oran.*

Oran, tour à tour arabe, espagnole et turque, est
maintenant une belle ville française où il fait bon
vivre. La moyenne annuelle de la température dépasse
16°, la moyenne de janvier approche de 12° ; mais la
moyenne d'août dépasse 22° ; on y respire alors un air
fréquemment embrasé, saturé de poussière. Aussi en
été ses habitants viennent fréquemment respirer sur la
plage ombreuse d'Aïn-el-Turk. D'autres viennent au
« Bain de la Reine », près de Mers-el-Kebir où
jaillissent au bord de la mer des eaux thermales, claires,
limpides, inodores, de saveur un peu âcre, et franchement
salines. On vante leur efficacité dans les affections rhumatismales anciennes, l'arthrite chronique, certaines
névralgies et même la goutte. Il existe aussi, à Hammam
Bou-Hadjar, à 14 kilomètres au nord est d'Aïn-Temou-
chent, des sources dont la thermalité atteint 95°.

Tlemcen, la ville au mille sources, une des cités les
plus gracieuses de l'Algérie, se cache au milieu des arbres,
sur une terrasse qui s'élève à 800 mètres au-dessus du
niveau des mers. La moyenne annuelle de la température y est de 16°, 8, la moyenne de janvier de 9°, 2, celle
d'août de 26°. Les environs de l'antique Pomaria sont
charmants : Agadir qui n'est qu'un faubourg de
Tlemcen, mais un faubourg plein de sentiers ombreux
et d'une fraîcheur délicieuse : El-Eubad ou Sidi-Bou-

Médin où s'étagent en amphithéâtre les massifs de figuiers, d'oliviers, de grenadiers, de lentisques et de caroubiers ; El-Aurit où les eaux du Safsaf se précipitent entre les rochers en cascades étincelantes ; Aïn-el-Hout qui possède une source ferrugineuse encore fréquentée des indigènes ; Mansoura dont les ruines attestent un passé glorieux ; Hammam Bou-Rahra qui possède une source thermale sulfureuse qui passe pour guérir toutes les infirmités et rendre fécondes les femmes stériles. Aussi est-elle très fréquentée par les femmes arabes et juives.

Un peu plus au sud, Sebdou est une ville froide en hiver et fiévreuse en été malgré son altitude de 958 mètres.

En revenant vers Oran, voici d'abord Sidi-Bel-Abbès au centre d'une vaste et belle plaine arrosée par l'oued Mekerra ; Saint-Denis-du-Sig aux rues ombragées de platanes et rafraîchies par les eaux courantes ; puis, en passant à Dublineau ou Oued-el-Hamman, « La rivière des eaux chaudes », dont les sources alcalines et salines ne sont pas utilisées, on arrive à Maskara qui s'élève au pied de la terrasse verdoyante du Chareb-er-Rih et domine la fertile plaine de l'Eghris. A une vingtaine de kilomètres au sud-ouest, jaillissent les eaux thermales fréquentées de Bou-Hanefia, qu'utilisaient aussi les Romains.

Sur le rivage, la ville la plus populeuse est Mostaganem qui élève ses maisons à plus d'un kilomètre des vagues. La moyenne annuelle de la température dépasse 20°.

Si nous revenons maintenant vers le sud Oranais, c'est d'abord Saïda, « la Fortunée », qui, grâce à son altitude de 880 mètres, jouit d'un climat presque européen ; puis Géryville qui, grâce également à son altitude (1300 mètres), jouit d'un climat sain, malgré la rigueur de ses hivers et l'ardeur de ses étés. A Géryville la température moyenne de l'année est de 14°, la moyenne de janvier est de 7°, 2; celle d'août de 25°, 3.

Enfin, tout au sud, il reste à signaler Tiout qui cache ses maisons au milieu de la verdure des jardins ; et, a 1073 mètres d'altitude, Aïn-Sefra, le sanatorium de l'Oranie méridonale.

V. — *Province de Constantine.*

Sur le littoral, Bougie est une ville gracieuse et pittoresque qui cache ses maisons au mileu des grenadiers et des figuiers de Barbarie. La moyenne annuelle de la température y est de 17°. Plus loin, sur un promontoire rocheux, Djidjelli aux rues ombragées de platanes, est une des villes les plus salubres de la côte algérienne. Collo est également une ville agréable. Puis la moderne Philippeville aux rues larges et droites. Bône, la « ville des jujubiers », moitié française avec des rues bien arrosées et des promenades ombreuses, moitié arabe avec des rues montantes aux maisons basses, est la rivale de Constantine ; elle a l'avantage de posséder un admirable [sanatorium dans la montagne de l'Edough qui la domine à l'ouest. La température moyenne de l'année y dépasse 21 , 7. La moyenne thermométrique de La Calle est un peu moins élevée. Sur la route de Bône à Constantine signalons Hammam Berda où, au milieu des ruines romaines, jaillit une source saline carbonatée calcique.

Constantine est assise à 600 mètres d'altitude sur un plateau que dissèque le Rummel et qu'encadrent les hauteurs de Mansoura et de Sidi-Méçid. La moyenne annuelle de la température y est un peu supérieure à 15°. La moyenne de janvier est de 8°,5, celle d'août de près de 27°. « Dans la banlieue la population de Constantine se délasse en charmants lieux de promenade. Au sud de beaux arbres ombragent les bords du Rummel et du Bou-Merzoug, ainsi que leur conflueut près duquel se nouent les hautes arcades d'un aqueduc, élevé probablement sous le règne de Justinien et remplacé maintenant par des conduits souterrains. Au nord de Constantine, perdues dans un nid de verdure, à la base des âpres escarpements du Sidi-Méçid, jaillissent de grottes et de fissures quatre sources d'eau tiède, très fréquentées par les promeneurs ; les femmes arabes et juives y vont le mercredi pour se baigner et faire des cérémonies qui rappellent le culte des fontaines ; une fois par an, les nègres y célèbrent « la fête des vautours », en jetant au son du tambourin, des quartiers de viande aux oiseaux rapaces qui nichent dans les rochers voisins. Plus bas, sur la rive droite du Rummel, sont éparses au milieu des arbres les maisons de compagne et les moulins du Hamma, parcouru par les eaux vivifiantes d'un abondant ruisseau thermal ». (E. Reclus).

Sétif est une ville toute française, à 1085 mètres d'altitude ; son hiver a des neiges ; sa plaine est une Beauce de l'Atlas, Beauce ondulée, entre des rideaux de montagnes.

Propre et bien construite, Guelma porte une ceinture de vignes et d'oliviers. Les thermes voisins de Hammam-Meskoutine sont les plus célèbres de toute l'Agérie.

Hammam-Meskoutine est à 312 mètres d'altitude. L'été y est chaud et pénible ; le thermomètre s'élève presque tous les jours et d'une façon continue entre

35° et 40°, pour descendre la nuit entre 18° et 25°. Les chaleurs commencent au mois de juillet pour finir vers le 15 septembre. L'automne est généralement beau, les orages sont rares, les pluies peu abondantes, la température douce ; dès le mois de novembre le sol se couvre de verdure jusqu'au mois de juillet. L'hiver n'existe pas ; alors qu'il est si sensible dans les hauts plateaux et sur les montagnes en Algérie, il se fait à peine sentir à Hammam-Meskoutine. Pendant qu'il neige à Batna, à Sétif et à Constantine, et que le thermomètre descend chaque nuit au-dessous de zéro, Hammam-Meskoutine que protègent de tous côtés des montagnes élevées, jouit d'une température douce ; rarement le thermomètre descend au-dessous de + 10°.

A. Piot classe les eaux de Hammam-Meskoutine en trois variétés : des eaux thermales bicarbonatées sulfatées ; des eaux oligo-métalliques très chaudes ; des eaux ferrugineuses très chaudes également. Elles sont surtout efficaces dans les affections rhumatismales chroniques, les anciennes névralgies, les arthrites chroniques, les raideurs articulaires consécutives aux fractures et aux luxations, etc. Elles sont administrées sous forme de bains, de douches, bains de vapeur, d'inhalations. En boissons elles sont légèrement laxatives.

Hammam-Meskoutine, outre les propriétés remarquables de ses eaux, est un des plus beau sites de l'Agérie. « En s'épanchant par une série de cascatelles qui changent incessamment de place par suite de l'avancement continu de la roche, l'eau a déposé de vasque en vasque ses incrustations multicolores, rouges, violettes, bleuâtres, grises, et ça et là éblouissantes de blancheur comme la neige fraîchement tombée. Des marches taillées dans la pierre, à côté des nappes d'eau fumante, permettent d'atteindre le haut de l'escarpement d'où s'élancent les sources, jaillissant à gros bouillons d'orifices ouverts en entonnoir dans la croûte calcaire, bleuâtre comme des crevasses de glaciers ; des vapeurs que balance le vent s'échappent des sources, cachant et révélant tour à tour le paysage environnant, les oliviers de la vallée, les pentes herbeuses des côteaux et le profil onduleux des crêtes ». (E. Reclus).

Des eaux thermales sulfureuses jaillissent également dans les clairières des grandes forêts qui s'étendent sur les hauteurs du Beni-Salah, au nord de Souk-Ahras dont on vante justement la salubrité.

En descendant vers le sud, voici d'abord Aïn-Béïda qui possède un climat sain, des terres fertiles, des eaux abondantes ; puis Tebessa dont le climat est tempéré et rappelle celui de l'Europe méridionale ; située à 1088 mètres d'altitude, sa température moyenne annuelle est de près de 10° ; la moyenne thermométrique de janvier est de 8° ; par contre, celle d'août est près de 28°. Le climat de Batna est beaucoup plus variable : les chaleurs sont très fortes en été, car les vents desséchants du midi arrivent facilement par la gorge qui s'ouvre dans la direction du sud-ouest ; en hiver les froids sont intenses, en raison de l'altitude (1035 mètres) et des vents froids qui s'y font vivement sentir.

Un peu plus au sud encore, aux portes du désert, est Biskra, un jardin de cinq kilomètres de long où cent quarante mille palmiers étalent leurs palmes sous un ciel d'un impeccable azur. La moyenne annuelle de la température y est de 21°, 8, la moyenne de janvier de 13°, 6 et celle d'août de 33°, 2. Pendant les mois d'été le thermomètre s'élève fréquemment à 40° le jour et se maintient de 30° à 35° la nuit. Mais si Biskra est insupportable l'été elle est très agréable comme station hivernale et nombre de malades du nord de la France viennent demander la santé à son ciel presque toujours serein.

Enfin, tout au sud, environnée de ses 170.000 palmiers, Tougourt, « le ventre du désert », ne dépasse guère comme moyenne thermométrique annuelle 21° à 22°, grâce à la fraîcheur de ses nuits pendant lesquelles le thermomètre peut descendre au-dessous de zéro ; par contre, pendant la journée, la chaleur est terrible et l'on a plus d'une fois constaté 56° à l'ombre.

CHAPITRE IX

Le Maroc

—

I. — *Climatologie générale.*

Le Maghreb-el-Aksa, que nous appelons Maroc, est situé dans une vaste étendue de désert violemment surchauffée et rapidement refroidie, d'une part, et entouré d'une immense plaine liquide de température plus uniforme de l'autre. Ainsi le Maroc est très largement ouvert aux souffles marins, en même temps qu'il est très suffisamment protégé contre les vents du Sahara.

Dans le Maroc central prédominent les vents d'ouest avec une température modérée et des pluies fréquentes ; au sud le climat devient extrême avec des chaleurs très fortes pendant l'été, et des froids vifs pendant l'hiver. « Le Maroc, écrit Lombard, est un pays singulièrement favorisé par son climat tempéré, et presque partout salubre. L'inflexion de l'Atlas au sud, la hauteur des montagnes et la grande étendue des plaines donnent au paysage un caractère de grandeur qu'il emprunte également à la clarté du ciel, sur lequel se découpent les sommets neigeux, et aux longues vallées qui s'étendent d'un côté jusqu'aux plaines sablonneuses et de l'autre jusqu'à la mer. La position péninsulaire du Maroc et les vents de mer contribuent à rendre ce climat égal et tempéré ; ajoutons encore à des conditions météorologiques si favorables la direction des courants aériens qui viennent du nord et suivent la côte, et, en outre, l'influence des vents alizés qui soufflent sur les côtes occidentales pendant presque tout l'été ».

II. — *Pathologie marocaine.*

Le Maroc est un pays remarquablement sain. Pourtant la malaria n'y est pas rare ainsi que la dysenterie. La tuberculose y est rarement observée. Par contre, la lèpre, l'éléphantiasis, les dermatoses et les ophtalmies sont très répandues. J'ai vu un grand nombre d'aveugles à Tanger, comme dans les villes de l'Algérie.

III. — *Le Riff.*

Sur le Riff ou littoral on trouve d'abord Debdou, dans une situation ravissante, au milieu de jardins et de prairies ; puis Melilla, bâtie sur une terrasse, à la base d'une roche escarpée qui porte le fort espagnol de Rosario ; Tetuan où les eaux coulent en abondance sous l'épais feuillage des orangers, et où l'on voit les plus belles Juives d'Afrique ; la silencieuse Ceuta, Ceuta l'espagnole, aux maisons ornées de balcons ouvragés et fleuris ; puis Tanger, la ville des chiens, que les marocains appellent ainsi, parce qu'elle est habitée par les Européens.

Comme Alger, Tanger, s'élève en amphithéâtre sur les hauteurs d'une colline que couronnent les murs crénelés d'une kasbah, avec des minarets et des palmiers dominant çà et là les maisons blanches. La moyenne annuelle de la température y est de 18°.

En descendant un peu vers le sud, Fez émerge comme une île blanche de la mer sombre de ses immenses jardins. Mais la ville basse est particulièrement humide et malsaine, et la pâleur de ses habitants témoigne de l'air impur qu'ils respirent.

Puis, la charmante Sefrou, toute parfumée de la senteur des fruits et cachée sous les ombrages ; Meknès ou Mequinez dont les rues sont larges et en maints endroits séparées par des jardins, « les plus beaux du monde » ; la malsaine Casablanca ou Dar-el-Béïda ; enfin Ouezzan, située dans une conque fertile, au pied d'un contrefort du Zarzar qui arrête les vents étouffants du midi et sollicite les pluies apportées par l'air marin.

IV. — *Maroc central.*

Le Maroc central comprend deux grandes villes : Maroc et Modagor.

Marrakech ou Maroc a, grâce au voisinage des monts, un climat égal et tempéré. Alimentée d'eau en abondance, la ville, malgré la malpropreté sordide de ses rues, est la « Damas de l'occident ». C'est, en effet, au point de vue du climat, une des villes les plus agréables du monde. La température moyenne de l'année y est d'environ 18°.

Mogador est plus heureuse encore sous ses cieux invariablement cléments. C'est la Nice du Maroc. Le climat est aussi éloigné des grands froids que des fortes chaleurs. Le siroco ne se fait jamais sentir. La température moyenne de l'année est de 19° à 20°. La température moyenne de l'hiver est de 18°, celle du printemps de 20°, celle de l'été de 22°, et celle de l'automne de 20°. La température moyenne du mois le plus froid (février) est de 16°,5, celle du mois le plus chaud (août) de 21°,8. On a noté comme extrême de chaud 31° et comme extrême de froid 10°.

La ville est propre et jouit d'une réputation de salubrité très méritée. Pourtant l'humidité qui y règne toute l'année n'est pas sans inconvénient pour les gens sujets aux rhumatismes et aux névralgies.

V. — *Les oasis.*

A l'est du Maroc, les oasis de Tafilelt et de Figuig participent du climat saharien.

CHAPITRE X

—

Le Sahara

Sauf les taches vertes des oasis, sur l'immense ruban terrestre qui, sur une profondeur variable, s'étend de la mer Rouge à l'Atlantique, règne l'aridité absolue et le vide. Sables mouvementés, longues routes caillouteuses, chaleurs torrides suivies de brusques retours de froid, vents empoisonnés, trombes de poussière soulevées par le siroco, ciel sans nuages et terre sans ombre, tel est le Sahara. Tandis que, à la lumière du soleil, le sable se réchauffe à 60° ou même 70°, le rayonnement nocturne abaisse le thermomètre à deux ou trois degrés au-dessous de zéro.

Les brouillards sont rares et les pluies plus rares encore. Dans le pays des Touareg il se passe parfois dix à douze ans avant que de fortes averses remplissent le lit des torrents et renouvellent la végétation.

Pour M. A. Meillon, la sécheresse absolue du climat saharien explique les excessives variations de sa température parfois glaciale en hiver, toujours brûlante en été.

Dès la fin d'avril, la chaleur est déjà intolérable ; bientôt elle devient torride ; on a noté en juin 43°,5 à Kawar dans le Sahara oriental, et même 47° à Mourzouk, dans l'Adrar.

Pendant la période de la canicule que les Arabes appellent sammâ (mortelle), on a noté à Ouargla 55° à l'ombre et 65° au soleil.

« Alors, en effet, dit A. Meillon, toute l'économie est profondément troublée, la plus légère indisposition acquiert une gravité exceptionnelle, et certains accidents, comme les piqûres d'insectes ou les morsures de serpents, relativement anodines en d'autres saisons, tuent l'homme en quelques minutes ». Le Sahara est alors réellement « blad-el-Ateuch le pays de la soif, où l'on échangerait toutes les pierres de Golconde pour les perles d'un ruisseau ».

CHAPITRE XI

Les Archipels Atlantiques.

—

I. — *Açores.*

Les îles des « autours » qui surgissent d'abîmes qui ont souvent plus de quatre kilomètres de profondeur ont un climat égal et salubre où l'influence du Gulf-stream se fait vivement sentir. L'air a une douceur printanière en toute saison, et la température moyenne de l'année est d'environ 17°,5.

Les saisons se succèdent sans transitions marquées et sans grandes variations de température. Les écarts annuels entre les saisons ne dépassent guère huit degrés. Mais les vents soufflent avec une grande violence sur les pentes des montagnes de ces îles qui se dressent en plein Atlantique.

En somme, le climat de ces régions est le même que celui du sud du Portugal, mais avec beaucoup plus de pluies, une douceur et une égalité plus grandes. Il est rare que l'on voie de la neige dans les vallées inférieures; mais il tombe fréquemment de la grêle pendant les orages d'hiver, et parfois les monts restent poudrés de blanc pendant quelques heures.

San-Miguel donne issue à une quantité de sources chaudes dont la thermalité varie de 22° à 98°. Quelques-unes sont utilisées par des établissements de bains. Ponta-Delgada, sa capitale, malgré sa ceinture de jardins, est moins gracieuse que Horta, la capitale de Fayal, la privilégiée sous ce ciel si doux des Açores. Elle s'étend sur le bord de la mer, en face de l'ile de Pico.

Flores et Corvo ont un climat doux, humide et venteux; elles peuvent être considérées comme les terres açoriennes par excellence.

II. — *Madère.*

Madère est célèbre par le charme et la douceur de son climat. C'est, en effet, le type des climats insulaires, et on peut dire qu'il est l'un des plus constants et des plus tempérés. C'est là que se manifeste à son summum l'action atténuante et régulatrice sur la température de la grande masse d'eau qui l'environne. Les oscillations du thermomètre sont lentes et faibles, même par la pluie, le vent, les nuages, la différence d'exposition.

Ce climat doux et égal, est aussi éloigné des extrêmes de chaleur que de froid et d'humidité. La neige ne tombe jamais, mais séjourne en hiver assez longtemps sur les hautes cimes. En été, la brise de mer vient rafraichir l'atmosphère.

La malaria est inconnue à Madère. Par contre, l'herpès, l'eczéma et la gale sont assez répandus.

« La ville de Funchal est située sur la côte méridionale et occupe le penchant d'une colline qui la préserve des vents du nord et y maintient une douce température ; aussi l'atmosphère est-elle embaumée par les orangers et les citronniers, ainsi que par les plantes de toutes les zones qui fleurissent pendant la majeure partie de l'année. C'est la partie orientale de la ville que les malades doivent choisir de préférence ». (Lombard).

À Funchal la température moyenne de l'année est de 18° à 19° ; la température de janvier est de 15°,4, celle d'août de 22°,2, la température moyenne de l'hiver est de 15° à 17°, celle du printemps de 17° à 18°, celle de l'été d'environ 21° et celle de l'automne de 20° à 21°.

III. — *Canaries.*

Les Canaries sont les îles des Bienheureux dont parlent les poètes grecs : c'est là que les héros jouissaient d'une éternelle vie, sous un climat délicieux que ne troublaient jamais ni le froid ni la tempête.

Bien qu'ayant un climat un peu plus chaud et moins égal que celui de Madère, les Canaries sont toujours éclairées par des cieux fortunés. Elles n'ont point d'hiver, puisque la température de cette saison est plus élevée que ne l'est la moyenne de l'année dans l'Italie méridionale ; les jours les plus froids, le thermomètre marque encore 8° ; mais l'été est chaud, surtout dans les îles orientales ; « le vent d'est ou saharien y est beaucoup plus fréquent qu'à Madère, et, quand il souffle, apportant un air sec et chargé de poussière, la végétation se flétrit, la terre se crevasse, les hommes et les animaux dépérissent ; parfois il apporte des nuages de sauterelles » (E. Reclus). Dans les Canaries occidentales, le mouvement alternatif des brises, tournant avec le soleil, tempère les chaleurs et les funestes effets du vent d'est se font rarement sentir.

« Le climat des Canaries, écrit le D' Verneau, est d'une constance tout à fait remarquable. Il est caractérisé surtout par le peu de fréquence des pluies, par une température moyenne n'offrant que des écarts insignifiants entre l'hiver et l'été, par un état hygrométrique largement suffisant pour qu'on n'éprouve aucune sensation pénible en respirant, enfin par une fixité très notable de la pression atmosphérique. Tous ces avantages réunis font de l'archipel canarien un des pays qui conviennent le mieux à une foule de malades. Ceux qui souffrent d'affections des voies respiratoires ne pourraient que retirer un grand profit d'un séjour aux Canaries ; les arthritiques en retireraient aussi un résultat avantageux et nous n'hésiterions pas à le conseiller à certains malades atteints d'affections nerveuses, qui ressentent d'une manière fâcheuse les effets des grandes variations barométriques. »

La malaria est rare aux Canaries. Par contre, la gale, la lèpre et l'éléphantiasis sont très répandus dans les basses classes.

Lanzarote et Fuertaventura ont un aspect aride et triste. Sauf quelques bouquets de dattiers et de cocotiers, quelques massifs de figuiers et d'amandiers autour des villages, elles n'ont que quelques bois de tamaris dans leurs vallons.

La grande Canarie est une terre plus heureuse. Sa capitale, Las Palmas, se trouve située vers la côte orientale de l'île, tournée vers la côte d'Afrique. Elle jouit d'une température douce et uniforme pendant toute l'année. De plus, les écarts entre les minima et les maxima quotidiens sont particulièrement peu marqués et souvent ne dépassent pas cinq degrés. En été, il arrive que dans certains endroits exposés au sud, le thermomètre monte jusqu'à 35°. Mais une température aussi élevée n'est que passagère et tout à fait exceptionnelle. Le minimum 8° ne s'observe non plus que très rarement ; en général, dans les mois d'hiver, le minimum oscille autour de 15°, le maximum variant entre 18° et 23°. La neige et les brouillards sont totalement inconnus à Las Palmas ; la pluie est rare et elle ne tombe généralement que la nuit.

Las Palmas possède encore l'avantage d'avoir des eaux minérales acidulées dans son voisinage, à Teror, à Firgas, à Santa-Catalina.

Telde, la seconde ville de la grande Canarie, est située au sud de Las Palmas, sur une terrasse de la côte orientale. Des jardins d'orangers lui font une ceinture odorante.

Les autres îles, comme Tenerife, Gomera, Palma, Hierro ont aussi de riantes et fraîches cascades, des paysages grandioses, un ciel lumineux.

IV. — *Iles du Cap-Vert.*

Le climat des îles caboverdiennes est en général chaud et malsain ; la température moyenne d'été est de 22°, celle d'hiver de 18°. La dysenterie et les fièvres paludéennes y sont très répandues.

São Thiago, l'île la plus vaste de l'archipel, a été appelée la « mortifère ». São-Antão et São Vicente, sont plus salubres. Fogo aussi est saine, mais les sécheresses y sont redoutables.

Brava n'est plus la « sauvage », c'est au contraire le « paradis des caboverdiennes, » par contraste avec les quatre « enfers, » São Vicente, Sal, Bôa-Vista et Maio. C'est l'île la plus salubre, la plus agréable et la mieux cultivée de tout l'archipel.

CHAPITRE XII

La Sénégambie.

—

I. — *Sénégal.*

Au Sénégal on ne compte que deux saisons, à peu près d'égale longueur : la saison sèche ou fraîche qui va de décembre à mai ; l'hivernage ou saison des pluies qui commence dans les premiers jours de juin et dure jusqu'à la fin de novembre. Pendant la saison sèche les vents alizés dominent, interrompus de temps en temps, près de la mer, par des brises locales qui soufflent du nord-ouest et de l'ouest. La température est relativement fraîche sur le littoral : à Saint-Louis elle oscille entre 20° et 21°. Toutefois, même en cette saison, il est des journées pénibles : la chaleur devient étouffante lorsque souffle le vent du désert, le vent d'est, le « harmattan. »

Pendant la saison d'hivernage, les vents sont toujours faibles et variables : la température n'offre que de légères oscillations et le thermomètre marque 30° à 32°

à l'ombre. L'humidité est constante et les pluies s'accompagnent de tornades.

La tornade est un fort orage précédé et suivi d'un coup de vent violent qui, au début de la saison, ne donne qu'une simple averse, mais qui s'accompagne ensuite de pluies dont l'abondance va en augmentant à mesure que la saison s'avance; à la fin de l'hivernage les averses diminuent au contraire progressivement.

« Les premières tornades de l'année, écrit Famechon, se produisent généralement vers trois heures de l'après-midi : à partir de midi, la chaleur est pénible, l'atmosphère suffocante bien que le thermomètre ne monte que très peu, et le ciel prend des teintes plombées. La tension électrique augmente rapidement, et, vers le nord-est, on voit s'élever un nuage noir qui monte à l'horizon comme un immense rideau sombre bordé de flocons blancs à sa partie supérieure et que les éclairs zèbrent de traits brillants. Le nuage envahit lentement toute une moitié du ciel et la foudre, qui se rapproche, ne fait plus entendre qu'un roulement continu, tandis que le ciel s'obscurcissant fait paraître plus vive et plus désagréable la lumière blafarde des éclairs. Quand le nuage noir est arrivé au zénith, l'obscurité est presque complète, la mer vient déferler contre le rivage en lames courtes, qui secouent comme des fêtus de paille les bateaux à l'ancre, et un coup de vent brusque arrive tout à coup entraînant avec lui des tourbillons de sable, de feuilles mortes et parfois aussi le toit de quelque case construite peu soigneusement. De grosses gouttes de pluie viennent alourdir le vent, qui perd de sa force à mesure que l'eau tombe avec plus d'abondance et qui finit par cesser tout à fait. Pendant un quart d'heure ou une demi-heure le tonnerre continue à faire rage, puis peu à peu s'éloigne, la pluie diminue, tandis que le ciel s'éclaircit, et un coup de vent, moins fort que celui qui a précédé la tornade, entraîne rapidement les derniers nuages ».

Les chaleurs du Sénégal sont mal famées ; les chaleurs humides de l'hivernage sont mal supportées par les Européens. Quand les premières pluies tombent sur le sol poreux de la contrée, elles en chassent l'air, mêlé aux émanations des matières décomposées ; parfois l'odeur de la terre est infecte. « La pousse des feuilles du baobab c'est la mort des blancs », dit un proverbe, et il ajoute : « la chute des feuilles c'est la mort pour les noirs. »

La plupart des médecins considèrent l'acclimatement des français au Sénégal comme une chimère. En effet, outre ses chaleurs, ils ont encore à redouter la fièvre paludéenne, la dysenterie, les coups de chaleur, les moustiques qui bourdonnent par milliers au-dessus des marigots.

On rencontre, en outre, chez les indigènes, la filaire de Médine, l'éléphantiasis, la lèpre, le craw-craw, la maladie du sommeil. Les maladies vénériennes et les maladies cutanées sont également très fréquentes.

Saint-Louis eut pendant longtemps une réputation d'insalubrité justement méritée. Mais il faut aussi reconnaître que de grands travaux ont été entrepris pour son embellissement, et son assainissement. C'est maintenant une ville habitable.

Dakar, sur une magnifique rade, est plus salubre que Saint-Louis. De plus, elle a la beauté des sites. Sa voisine Rufisque, bâtie à l'estuaire d'un marigot, est moins saine : les vents de terre y apportent des miasmes dangereux et les fièvres paludéennes y régnent en permanence, ainsi qu'à Dakar d'ailleurs, mais avec moins d'intensité dans cette dernière ville.

L'île nue de Gorée est un sanatorium pour les habitants de la côte qui viennent y passer l'hivernage ; les chaleurs de l'été y sont plus tempérées et les émanations des marécages du littoral ne s'y font pas sentir. La saison sèche dure de novembre à juin, la saison chaude et humide ou hivernage de juin à novembre.

Les villes de l'intérieur comme Bakel, Boulébané, Kayes, Nioro, Bafoulabé, Kita, etc , ne sont que des villages dont la salubrité laisse le plus souvent à désirer.

II. — *Gambie.*

La Gambie anglaise est peut-être la région la plus insalubre de toute la côte occidentale d'Afrique. La capitale Bathurst se trouve dans l'île de Saint-Mary qu'entourent et traversent des marigots infectes. C'est une ville malsaine dont le séjour est des plus dangereux pour les Européens. Aussi les Anglais ont du établir un sanatorium à 12 kilomètres à l'ouest de la ville, sur le cap Saint-Mary, près du village de Bacow. « En cet endroit, la berge marine se redresse en falaise à une quinzaine de mètres au-dessus du flot ; des rôniers que l'on rencontre dans toutes les stations salubres de la contrée, ombragent les plantes, et la brise de mer, appelée plaisamment le « docteur » par les Anglais, souffle avec force pendant les premières heures de la journée, emportant les miasmes qui s'élèvent des marais de la Gambie. » (E. Reclus).

III. — *Casamance.*

En Casamance l'année se divise en deux saisons qui se succèdent presque sans transition. La saison sèche commence en novembre et finit en mai. Pendant les mois de février, mars et avril la chaleur est excessive ; souvent alors souffle l'harmattan.

La température des mois de novembre, décembre et janvier pendant lesquels soufflent la brise du nord et du nord-est, est relativement basse ; aussi les nuits sont-elles fraîches et presque froides. La saison pluvieuse commence dès les premiers jours de mai et ne finit que vers le milieu de novembre.

La station de Sedhiou, bien que construite en terrain bas, n'est pourtant pas trop maltraitée par la fièvre. Le port de Saint-Georges est rafraîchi et assaini par la brise de mer. Par contre la station de Carabane est entourée de marais pestilentiels et de marigots infectes.

IV. — *Guinée portugaise.*

Le climat de la Guinée portugaise diffère peu de celui de la Gambie et de la Casamance. Toutefois la moyenne de la température est plus élevée et, grâce à la proximité des montagnes, l'hiver présente plus d'écarts entre ses extrêmes. On a vu sur la côte le thermomètre descendre à 12°, ce qui suffit, dans cette contrée, pour faire grelotter les noirs et même les blancs. Dans les mois de froid, c'est-à-dire en novembre, décembre et janvier, la température nocturne oscille entre 12° et 15°, pour monter ensuite, dans la journée, aux heures de soleil, à 25°, 30° et même 40°. Pendant l'hivernage la température est beaucoup plus régulière.

La capitale, Bolama, est bâtie au bord d'un détroit qui s'assèche à marée basse, dans une des îles de l'archipel des Bissagos située à l'ouest du Rio-Grande.

V. — *Guinée française.*

Contrairement à ce qui se produit au Sénégal, la saison des pluies est la plus fraîche de l'année à cause de l'énorme quantité d'eau qui tombe pendant les mois de juillet, août et septembre ; mais c'est également à ce moment que la chaleur est le plus désagréable, car, quand une journée se passe sans qu'il pleuve, le soleil dessèche les flaques d'eau restées sur le sol et l'on éprouve l'impression pénible que l'on ressent en France à l'approche d'un orage.

A la côte la température varie peu entre le jour et la nuit. A Conakry, la température ne dépasse pas 35° à l'ombre pendant les journées les plus chaudes d'avril et elle ne descend pas au-dessous de 24° dans les nuits les plus froides. Par contre, à Timbo, la capitale du Fouta-Djalon, qui est située à 758 mètres d'altitude dans un pâté montagneux, la température peut descendre à 12° la nuit pour remonter jusqu'à 35° dans la journée.

En janvier et parfois en février souffle fréquemment un vent d'est chaud et continu, très sec, le harmattan, qui dure environ 30 jours à Conakry et environ 45 jours au Nuñez. « Somme toute, conclut Famechon, la température de la Guinée française est très supportable et, si elle est parfois pénible, elle le doit beaucoup moins à un excès de chaleur qu'à son uniformité et à la grande quantité de vapeur d'eau que contient l'atmosphère ».

VI. — *Rivières du Sud.*

On désigne sous ce nom toute la région du littoral qui s'étend du nord-ouest au sud-est, sur une longueur de trois cents kilomètres en droite ligne, entre la Guinée portugaise et les possessions anglaises de Sierra-Leone.

Le climat diffère peu de celui du Sénégal. La saison des pluies est la saison des grandes chaleurs. Le mois le plus dangereux pour les Européens est généralement le mois de janvier : alors souffle l'harmattan qui apporte chaque matin d'épais brouillards.

Sur les bords du Nuñez, Boké est un charmant village dont les cases rondes se dressent au milieu de la verdure. A l'est, sur la route du Fouta-Djalon, les deux gros bourgs de Bambaya et de Konsotomi sont très salubres, bien fournis d'eaux pures qui coulent entre les bosquets de bananiers et d'orangers, entre les haies d'épurges ou pourghères.

Benty, sur la rive gauche de la Mellacorée, est aussi un poste relativement salubre.

CHAPITRE XIII

Sierra-Leone.

—

I. — *Le climat.*

Il ne fait pas plus chaud à Sierra-Leone qu'en Casamance. Ce qui est particulièrement remarquable c'est l'écart minime qu'on note entre les températures extrêmes. En réalité il n'y a pas de saisons : c'est un été perpétuel. Les alternances annuelles ne sont produites que par la succession des sécheresses et des pluies.

Les pluies commencent à tomber aux premiers jours de mai. L'abondance des averses s'accroît de semaine en semaine pendant les mois de juin et juillet. « Fréquemment, vers le 15 novembre, la fin des pluies est annoncée par un mouvement dans les hauteurs de l'air que Horton désigne sous le nom d'ouragan des nuages. Dans les couches inférieures l'atmosphère est d'un calme parfait, le ciel est couvert d'une nappe de vapeur noirâtre qui ressemble à une masse solide ; un bruit sourd se fait entendre et grandit peu à peu : c'est un fracas non interrompu, mais sans éclats de foudre, comparable au grondement d'un convoi de chemin de fer dans un souterrain. Quelques décharges soudaines annoncent la fin du roulement, de larges gouttes de pluie tombent çà et là, puis le vent d'ouest s'élève et le nuage disparaît. La saison des pluies est terminée ». (E. Reclus).

II. — *Terre de fièvre et de maux.*

Sierra-Leone est une des contrées les plus malsaines de l'Afrique et son climat un des plus meurtriers du monde. Pendant la saison des pluies partout les miasmes s'élèvent du sol et l'atmosphère est souvent moite et lourde comme celle d'une serre pour plantes tropicales. Les épidémies de fièvre jaune y sont très fréquentes.

III. — *Freetown.*

Freetown, la capitale, est particulièrement insalubre et dangereuse à habiter. Elle est entourée de marais non encore desséchés et le reflux laisse à découvert des fonds vaseux. Les émanations empoisonnées qui s'échappent de ces flaques sont retenues comme dans une chaudière par le vaste amphithéâtre des montagnes qui entourent le golfe. Les Européens sont obligés de se réfugier dans les parties les plus élevées de la ville qui sont moins malsaines ; ils évitent aussi avec soin les dangereux brouillards du matin.

CHAPITRE XIV

Liberia.

—

I. — *Le climat.*

A Liberia, l'année ne comporte que deux saisons : la saison sèche qui commence en décembre et dure jusqu'à la fin d'avril ; et la saison des pluies ou hivernage : de fortes averses tombent du commencement de mai jusqu'à la mi-août, puis le temps s'embellit jusque vers la fin de septembre ; alors la pluie reprend accompagnée de brusques tourmentes.

La température moyenne de Liberia est d'environ 27°. Les plus grandes variations thermométriques ont lieu pendant la saison sèche : l'harmattan, qui souffle pendant la nuit, apporte souvent une froideur relative des montagnes qu'il vient de traverser ; il s'accompagne presque toujours de brumes épaisses. Le mois de janvier est le plus chaud de l'année.

II. — *La malaria de Liberia.*

Bien que moins dangereux que celui de Sierra-Leone, le climat de Liberia est encore redoutable pour les Européens parmi lesquels la fièvre paludéenne fait beaucoup de victimes. La période de l'année la moins insalubre est la saison sèche, bien que les blancs préfèrent la saison, relativement fraîche, de l'hivernage.

III. — *Les villes.*

Robertsport est dans une situation agréable ; mais les vents de terre y apportent les miasmes des marais littoraux et les affections paludéennes y sont fort dangereuses. Monrovia, la capitale, est plus saine, mais elle manque d'eaux pures. Bamnepo ou Harper qui s'élève près du cap des Palmes, sur une colline insulaire qu'une flèche de sable relie à la terre ferme, est la ville la plus salubre de la côte.

CHAPITRE XV

La Côte de l'ivoire.

La Côte de l'ivoire est, dit Pierre Mille, une forêt bordée par des lagunes. L'année s'y divise en deux saisons de pluie séparées par deux saisons de sécheresse. La période la plus dangereuse pour les étrangers commence en octobre avec les vents du nord-est, qui correspondent au harmattan des côtes de Liberia ; mais l'insalubrité n'est pas aussi forte au comptoir d'Assini que dans les autres postes du littoral.

La grande saison sèche comprend les mois de décembre, janvier, février et mars ; la moyenne de la température pendant cette période est d'environ 28°, mais on a parfois constaté en février et en mars 37°.

La grande saison des pluies comprend les mois d'avril, mai, juin et juillet ; la moyenne de la température est un peu inférieure à 28°.

La petite saison sèche, en août et septembre, a une température moyenne de + 26° environ. On a vu parfois, en septembre, le thermomètre descendre à 15°.

La petite saison des pluies, en octobre et novembre, a une température moyenne d'environ 27°,5, ce qui équivaut à peu près à la moyenne annuelle.

CHAPITRE XVI

La Côte de l'or.

—

I. — *Le climat*

Le climat diffère peu de celui de la Côte de l'ivoire. En mars ou avril se produisent de violentes tornades avant-courrières des grandes pluies ; puis les vents se calment à mesure que les pluies tombent avec plus d'abondance ; les brises de terre et du large sont alors très légères. Les moussons reprennent avec la saison des sécheresses ; le vent du sud-ouest soulève les vagues de la côte et on voit dans l'intérieur des brouillards ramper au sommet des monts. En octobre, après l'équinoxe, se produit la petite saison des pluies, la plus redoutée des Européens. Le temps sec revient en janvier et février ; alors souffle fréquemment le harmattan dont la brûlante haleine dessèche les plantes.

II. — *Les villes.*

La grande ville de la côte est Accra-Christianborg qui se trouve à proximité de collines et même de montagnes qui s'élèvent au-dessus de la zone fiévreuse du littoral. Un sanatorium a été fondé à une quarantaine de kilomètres au nord, au village d'Abouri ou Aboudé, à 400 mètres d'altitude, au milieu d'une forêt d'orangers, de manguiers, de palmiers et de bananiers.

Les grandes villes de l'intérieur sont Coumassie, capitale des Achantis, dont l'accès n'est guère permis aux étrangers, et Quantampoh ou Koutampo, sur un affluent de la haute Volta, et dont le marché est fréquenté à cent lieues à la ronde.

CHAPITRE XVII

La Côte des esclaves.

—

I. — *Le climat.*

Le climat de la Côte des esclaves comporte aussi deux saisons de pluie et deux saisons de sécheresse. Le harmattan y souffle aussi quelquefois. La température moyenne annuelle y est d'environ 26°. La période la plus dangereuse est celle des pluies, notamment vers la fin de la grande saison, lorsque la terre fume et fermente, et que les vapeurs chargées de miasmes se répandent en brouillards.

II. — *Les villes et les contrées.*

La côte des esclaves comprend :

1° *Le pays de Togo* qui ne comporte pas de villes, mais des villages :

2° *Le royaume de Petit-Popo* dont on ne connaît que les villages de trafic bâtis sur la côte ;

3° *Le royaume de Grand-Popo* ;

4° Le *Dahomey* et ses dépendances que nous étudierons à part dans le chapitre suivant ;

5° Les possessions anglaises de *Badagry* et *Lagos*.

La ville de Badagry est située sur la rive septentrionale de l'Ossa.

Lagos, la « Liverpool africaine », la cité la plus riche de toute la côte de l'Afrique occidentale, est construite sur une terre marécageuse que l'on cherche à assainir.

6° Dans l'intérieur, la ville indépendante d'*Abrakouta* qui groupe ses maisons au milieu des rochers.

CHAPITRE XVIII

Le Dahomey.

—

I. — *Le climat.*

Au point de vue climatérique, le Dahomey peut se diviser en deux zones : la zone des fortes pluies, qui est en même temps celle du palmier, et va de la côte à Paouignan ; la zone des pluies moyennes qui va de Paouignan au parallèle de Nikki.

Le bas Dahomey a un climat chaud pendant la saison des pluies. Pendant les mois de sécheresse les journées sont brûlantes et les nuits froides. Le thermomètre peut alors descendre à 14° et même plus bas, surtout quand souffle le harmattan.

En somme, le Dahomey réalise le climat de la zone intertropicale.

De février à mai, c'est la saison des tornades. En juin souffle une brise d'ouest assez fraîche : il ne pleut presque pas ; il en est généralement de même pendant la première quinzaine de juillet. Il pleut ensuite jusqu'à la fin de septembre. Octobre est un mois de transition.

Novembre, décembre et janvier sont des mois sans pluies; les brumes sont fréquentes; le vent de terre souffle le matin, et le vent de mer l'après-midi.

II. — *Pathologie Dahoméenne.*

La permanence de la chaleur humide, à peine atténuée pendant les saisons sèches, et qui, elles-mêmes, sauf aux jours de harmattan, ne sont que des périodes de moindre humidité, la tension de la vapeur d'eau jointe à un état électrique sub-continu de l'atmosphère, les influences telluriques diverses créent, à de certains moments, chez l'Européen qui habite ces contrées, un état particulier de l'organisme caractérisé par de la paresse digestive, pouvant aller jusqu'à l'embarras gastrique fébrile, de la congestion des viscères abdominaux (foie et rate surtout), une inappétence de durée variable et un certain degré d'apathie intellectuelle. Ces phénomènes, qui se manifestent plus spécialement aux changements de saison (avril, mai, octobre, novembre) constituent, à proprement parler, « l'état bilieux », autour duquel gravitent et se groupent la plupart des affections qui composent la physionomie pathologique de l'ouest africain.

La fièvre bilieuse hématurique est une des affections les plus graves qui se rencontrent au Dahomey. Elle est très fréquemment observée ainsi que le paludisme.

La dysenterie est moins fréquente ; par contre le tétanos y existe à l'état endémique. La lèpre atteint un assez grand nombre de noirs. La variole sévit aussi gravement parmi eux.

III. — *Les villes.*

Ajuda ou Whydah ou Ouidah, où l'on adore les serpents, est bâtie au milieu des dunes et des marigots. C'est le port du Dahomey.

Dans l'intérieur, Abomey ou Agbomé, la capitale, élève ses maisons sur une vaste superficie de terrain, entre des jardins et des ruines.

Cana ou Kana, la ville sainte, est située entre des collines, dans un fond peu salubre où s'amassent les nuages pendant l'hivernage.

Porto-Novo, la capitale du royaume de Porto-Novo, est une des grandes agglomérations de la côte. Elle est composée de villages épars au milieu des bosquets et des fondrières. Kotonou ou Appi s'élève entre la mer et le « grand marais de la Fange ».

CHAPITRE XIX

Le Soudan.

—

I. — *Climatologie générale.*

Avec de légères variantes le climat du Soudan est à peu près celui du Sénégal. La saison la plus malsaine est la saison des pluies qui dure généralement de juillet à octobre. Le séjour du Soudan central est particulièrement dangereux. Le climat, en effet, y est extrême, pendant la saison sèche. Les rosées du Soudan sont considérées par tous les voyageurs comme très redoutables : elles proviennent de l'écart des températures du jour et de la nuit : le matin le thermomètre peut marquer zéro et monter dans la journée à 25° à l'ombre.

Le paludisme avec ses accès pernicieux et sa forme bilieuse hémoglobinurique, forme le fond de la pathologie soudanaise. Les affections vermineuses et les vers du sang en particulier sont également très fréquents.

II. — *Soudan français.*

Le Soudan français participe de la climatologie générale du Soudan.

Ainsi, à Nioro, dans la région nord du Soudan, sur les confins des régions désertiques du sahel, l'année se divise en deux saisons : la saison sèche et la saison des pluies. La saison sèche dure environ sept mois ; elle commence en novembre et se prolonge jusqu'en mai. La saison pluvieuse commence ordinairement à la fin de mai ou au commencement de juin pour se terminer vers la fin d'octobre. Les mois les plus pluvieux sont juillet, août et septembre.

La température moyenne annuelle est d'environ 35°. On a observé comme température maxima 55° et comme température minima 9°.

Le climat de Tombouctou est plus sain. La température varie dans l'année de 4° à 50° à l'ombre ; les mois les plus chauds sont mai et juin, et les plus froids décembre et janvier.

III. — *Soudan central.*

Le Soudan central comprend un certain nombre d'états indépendants ou virtuellement sous le protectorat de quelque puissance européenne.

Dans le pays de Haoussa ou Sokoto, une des villes les plus fréquentées est Kano que les eaux stagnantes environnantes rendent dangereuse à habiter pour les Européens. Ces mares, entourées de roseaux, couvertes de nénuphars, sont les réservoirs qui alimentent la cité d'eau potable ; ce sont en même temps les égouts et l'on y voit flotter d'horribles restes. Outre ces étangs naturels, les habitants creusent des trous pour en retirer des matériaux de construction et ces cavités s'emplissent d'eau et de débris, foyers d'infection et de mort.

Dans le haut Bénoué, Yakoba est une ville saine, située au milieu des montagnes, à environ mille mètres d'altitude. Un peu plus au nord, Gombé est dans un site enchanteur au milieu des arbres à l'ombre desquels murmurent de frais ruisseaux qui descendent en cascades des collines voisines.

Bien que voisin du Sahara, le Bornou a cependant un climat plus uniforme et les écarts de température y sont moindres. Les vents offrent également dans leur alternance une remarquable régularité. Aussi, « de l'aride Sahara aux campagnes mouillées et fécondes du Soudan la transition est graduelle, surtout dans les régions dont le sol est uni ou ne s'incline dans un sens ou dans l'autre que suivant une pente insensible. Les dunes succèdent aux dunes, les rochers aux rochers, mais dans le ciel et sur le sol de petits changements s'observent l'un après l'autre. Le vent d'est ne souffle plus en immuable courant ; une brise du sud se fait sentir parfois, apportant un air humide et poussant devant elle quelques nuages blancs comme une frange d'écume devant le flot marin ; la rosée devient plus abondante, de légères pluies humectent le sol dans le temps de la moisson. Une plante nouvelle, puis une autre apparaissent ; les arbustes ont une allure moins rampante ; plus loin des arbres se montrent, isolés d'abord ; plus au sud ils se hasardent à former des bosquets ; enfin la steppe se parsème de forêts » (E. Reclus). Ainsi insensiblement la transition se fait.

Le Baghirmi qui confine au Soudan égyptien que

nous avons déjà étudié, est une plaine presque entièrement marécageuse. Sa capitale, Masseña ou Massenia, la ville du « Tamarinier », est située dans l'immense plaine du Chari. C'est une ville insalubre et dont le séjour est dangereux pour les Européens.

CHAPITRE XX

Les iles de l'Atlantique austral.

—

I. — *Tristão da Cunha.*

Tristão da Cunha a des vallons bien arrosés, autour d'un volcan mort dont le cône s'élève à plus de 2.500 mètres, sous un ciel d'une parfaite salubrité.

Le climat est très doux, mais très humide. La température moyenne de l'été est d'environ 20°, celle de l'hiver (en août et septembre) de 14° à 15°. Dans les nuits les plus froides on a vu quelquefois le thermomètre descendre à 4° au-dessous du zéro.

II. — *Sainte-Hélène.*

Ce qui caractérise le climat de Sainte-Hélène, c'est le vent. Elle est située en plein domaine de l'alizé sud-est, qui y souffle avec plus ou moins de violence toute l'année, et y apporte le froid du Cap et l'humidité de la mer, sur une pente graduellement ascensionnelle du côté du sud, jusqu'à la chaîne de 800 mètres d'altitude au maximum qui la traverse de l'est à l'ouest, et se termine en falaise abrupte du côté du nord.

Longwood est situé sur le plateau, au sud de la chaîne ; Jamestown est abritée par elle sur le rivage septentrional.

Les chaleurs estivales de Sainte-Hélène ne sont pas supérieures à celles de l'Angleterre, les vents du sud-est et les eaux fraîches du courant atlantique abaissant constamment la température normale et les nuées qui s'amassent autour des collines abritant les bas vallons contre les rayons solaires. La température moyenne de l'année est d'un peu plus de 16°.

Les brouillards sont fréquents et les jours où le ciel est couvert sont deux fois plus nombreux que les jours sans nuages. Pourtant l'île est très salubre et la malaria y est inconnue.

III. — *Ascension.*

Ascension est une île rocheuse, aride, brûlante, mais saine. Au lieu du mouillage la température moyenne annuelle est de 29° ; sur les plateaux, rafraîchis par le souffle régulier des alizés, le thermomètre se maintient autour de 20° et peut même descendre à 15°.

En raison de sa salubrité, l'île est devenue un sanatorium pour les Européens du littoral d'Afrique.

IV. — *Annobom.*

Annobom est un peu moins chaude et plus humide qu'Ascension ; mais elle est tout aussi salubre.

V. — *São Thomé.*

Brûlante sur les côtes, fraîche sur les plateaux, São Thomé est relativement saine et encore habitable pour les Européens.

Cidade, sa capitale, est blottie dans un nid de verdure. Malheureusement des marais insalubres sont à ses portes.

VI. — *Ile du prince.*

Le « jardin de l'Afrique » n'est qu'un îlot brûlant, humide et malsain.

VII. — *Fernando-Po.*

Fernando-Po est chaude, humide et malsaine. La température moyenne de l'année y est de près de 25°. Le mois le plus chaud est mars avec une moyenne un peu supérieure à 27° et le mois le plus frais est juin avec une moyenne de 23°,5.

Sa capitale, Santa-Isabel, que les Anglais appellent Clarence-Town, étale ses maisonnettes à l'ombre des dragonniers et des flamboyants aux larges fleurs éclatantes, à la base de collines verdoyantes, au bord d'une baie bien abritée.

CHAPITRE XXI

Le Kameroun.

—

I. — *Le climat.*

Au Kameroun, comme dans les régions voisines de la zone tropicale, les pluies tombent en abondance de mai à août et cessent généralement vers la fin de septembre. Les brusques coups de vent des tornades sont fréquents en novembre ; mais c'est en avril et en mai qu'ils soufflent avec le plus de violence.

Le climat diffère peu de celui de la côte des Esclaves et des terres du bas Niger.

II. — *Les villes.*

L'agglomération ou embryon de ville qu'est Kameroun, la capitale, est bâtie sur une hauteur exposée aux brises de la mer. C'est l'endroit le plus salubre de la colonie. Mais le lieu de santé où résident habituellement les hauts fonctionnaires est à l'extrémité du cap

Souellaba, sur une plage de sable où vient se heurter le flot du large ; des allées serpentent sous les arbres de la forêt voisine aménagée en parc.

La station de Victoria occupe un des sites les plus beaux du monde, à la base verdoyante de la montagne des Dieux et au bord d'un golfe semé d'îles.

CHAPITRE XXII

Le Congo

—

I. — *Climatologie générale.*

« Le Congo, dont les monts touchent de près le rivage, donne moins de place que la Guinée à ces chaudes alluvions qu'on peut nommer vivantes, tant elles deviennent rapidement fleurs et fruits ; et des sables, des campos où règne le capim, herbe sèche, y disputent l'espace aux terres fécondes. A une faible distance de la côte, un premier gradin qu'entaillent avec fracas des fleuves, conduit sur des côteaux plus tempérés que la côte, plus salubres, où l'homme vit déjà mieux sous un ciel moins lourd ; de nouvelles chutes, de nouveaux rapides le long des rivières, annoncent d'autres gradins plus élevés, et bientôt une dernière ascension mène sur le plateau équatorial » (O. Reclus).

Le climat du Congo est d'une uniformité assez constante dans la chaleur.

La température moyenne annuelle oscille entre 25° et 26°. En mars et avril, pendant les journées les plus chaudes, le thermomètre varie de 26° à 34°. En juillet et août, pendant les journées les plus fraîches, on note de 23° à 30°. C'est bien plus l'humidité de l'atmosphère que sa haute température qui rend le climat difficile à supporter pour les Européens. Cette grande humidité engendre l'anémie et favorise le développement des fièvres palustres.

Comme O. Reclus l'indique, quand on monte dans l'intérieur, les conditions atmosphériques s'améliorent ; la température devient fraîche, la fièvre et les miasmes disparaissent.

Au Congo, l'année se divise en deux saisons : une saison sèche de mai à septembre, et une saison des pluies ou hivernage d'octobre à mai. Les pluies sont presque toujours des averses violentes apportées par les orages. En outre des pluies, il faut encore tenir compte de l'humidité des rosées et de celle que donnent aux plantes les brouillards du matin, le « cacimbo » des Portugais. En juillet surtout, les brumes sont intenses de cinq à sept heures du matin et quelquefois pendant toute la journée : « il est rare, dit E. Reclus, qu'on puisse distinguer les sommets des montagnes ; un voile cache l'horizon. Les nuits sereines sont rares ; on ne voit le beau ciel étoilé qu'après les violentes ondées qui ont nettoyé l'atmosphère de ses poussières flottantes ».

II. — *Gabon et Congo français.*

On distingue quatre saisons au Gabon et au Congo : une grande saison sèche qui va du milieu de mai à octobre ; une petite saison des pluies qui va d'octobre au milieu de décembre ; une petite saison sèche qui dure environ jusqu'à la fin de février ; enfin une grande saison des pluies qui s'étend à son tour de la fin de février au milieu de mai.

La période de l'hivernage avec sa chaleur humide, sa tension électrique et ses pluies diluviennes, est surtout fatale aux Européens. Chaque soir, au cours de cette saison, on voit éclater un orage d'une violence inconnue dans nos contrées.

En réalité, le Congo français, placé sous l'équateur, dans la zone torride, subit la loi commune à tous les pays de la région intertropicale, c'est-à-dire que la température se maintient chaude pendant toute l'année. Aussi les côtes sont franchement malsaines. Dans l'intérieur, la température fraîchit, en même temps que l'air, saturé de vapeurs sur les rives de la mer, devient plus sec. Si les variations thermométriques observées dans la zone maritime sont peu sensibles (elles dépassent rarement 35° à l'ombre et tombent rarement au-dessous de 20°), au contraire, dans les régions qui s'étendent au delà du 4° de latitude nord, sur les plateaux de la Sangha, on peut fréquemment constater des différences de 17 degrés entre la température du jour et celle de la nuit.

La malaria existe au Congo et y fait un grand nombre de victimes parmi les blancs. On y rencontre toutes les formes d'accès pernicieux et aussi la forme bilieuse hémoglobinurique. Parmi les parasites spéciaux, il faut citer la « filaria loa », ver de 30 à 60 millimètres de long, pointu à une extrémité, obtus à l'autre, et qui siège sous la conjonctive des aborigènes. De plus, toutes les espèces de filaires, le craw-craw, la maladie du sommeil, et en général tous les parasites (sanguins, viscéraux ou cutanés), se rencontrent chez les indigènes du Gabon et du Congo.

Parmi les centres importants, il faut d'abord signaler Libreville, agglomération de cases disséminées le long de l'estuaire du Gabon. Loango, l'autre port important de la côte, est bâtie au fond d'une petite baie bordée de dunes escarpées. La région environnante est sillonnée presque partout de petits ruisseaux aux rives basses et mal définies, communiquant avec la mer, et qui errent en de nombreux méandres marécageux à moitié cachés par les hautes herbes et les racines des palétuviers et des manguiers.

Brazzaville est le centre des factoreries sur la rive du Congo. Le village s'élève à une trentaine de mètres au-dessus du fleuve, sur une croupe argileuse d'où la vue s'étend au loin sur le Stanley-Pool et le cirque des montagnes environnantes.

Sur l'Ogooué les centres les plus importants sont : Franceville, Lastourville et Lambarémé.

III. — *Iles espagnoles.*

Les Espagnols sont toujours souverains des îles Elobey et Corisco, au nord de l'estuaire du Gabon.

Corisco et la grande Elobey ont été laissées aux aborigènes. Les commerçants se sont établis à la petite Elobey dont le séjour est relativement salubre. On en a fait le sanatorium du littoral.

IV. — *Congo portugais.*

La petite enclave que le Portugal possède au Congo, possède trois havres importants : Landana, Cabinda et Povo-Grande.

« Les falaises rougeâtres qui se dressent au milieu de la verdure, les éboulis de blocs qui en flanquent la base,

les barques inclinées sur la plage ou balancées par le
flot, font de Landana un des plus gracieux tableaux de
la côte africaine ». (E. Reclus).

Malheureusement un marigot, quoique masqué maintenant par un rideau d'eucalyptus, rend la région insalubre.

Cabinda n'est pas moins gracieuse que Landana, et
Povo-Grande s'étend le long de la plage, entre les ba-
naneries et les jardins.

V. — *État indépendant du Congo.*
(Congo belge).

Le climat du Congo belge diffère peu du climat du
Congo français. La saison chaude ou des pluies débute
par quelques pluies fines de courte durée, séparées par
un intervalle de plusieurs jours de sécheresse. Vers la
fin d'octobre, parfois le commencement de novembre,
elles augmentent progressivement en fréquence, deviennent copieuses, parfois diluviennes, s'accompagnent
presque toujours de manifestations électriques, et font
des mois de novembre et de décembre les mois les plus
pluvieux. La fin de décembre cependant est moins
humide que le commencement du mois et marque souvent le début d'une accalmie. Mais il faut arriver à la
fin de février pour voir les pluies redevenir très intenses et continuer ainsi jusqu'à la fin d'avril, fortes et
violentes comme en novembre et en décembre, pour
cesser vers la mi-mai. En avril, elles ont encore toute
leur intensité, mais dans la dernière quinzaine elles
sont déjà moins fréquentes ; elles s'espacent et diminuent

ensuite rapidement, au point que mai ne compte généralement que deux ou trois pluies notables.

Le paludisme domine la pathologie du Congo belge. Avec des variations en rapport avec la situation géographique et la saison, il n'est presque pas de station qui échappe à la fièvre. La forme bilieuse hématurique est fréquente. Les dysenteries et les entérites vermineuses sont également très répandues. L'anémie est fréquente et succède surtout à la déglobulisation produite par les accès de fièvre ou l'ankylostome. Presque personne n'échappe à l'hydroadénite connue sous le nom de bourbouille (lichen tropicus), qui constitue, pour certains sujets, un véritable supplice.

Quelques centres importants méritent une mention. D'abord, à l'estuaire du Congo, Banana, relativement saine malgré les marais qui l'environnent. Un peu plus haut, toujours dans l'estuaire, Ponta da Lenha, au milieu des bosquets d'orangers.

Boma, la capitale de l'état indépendant, est bâtie sur la rive droite du bas fleuve, et est étagée, de la base au sommet, sur une colline s'élevant en pente douce. La partie basse de la ville renferme encore plusieurs marais qui la rendent malsaine. Pourtant l'état sanitaire général est assez bon pendant la période où les eaux du fleuve sont basses ; mais il devient mauvais quand la localité est soumise au flux et au reflux des époques des hautes eaux. Vivi, sur la rive droite du Congo, à l'endroit où il cesse d'être navigable, par suite des rapides de Yelala, n'est guère plus saine. La situation de Matadi est meilleure.

Léopoldville est située sur la rive sud du Stanley-Pool et dans une baie que le fleuve forme avant son entrée dans les rapides. L'état sanitaire n'y est point mauvais.

Equateurville est située au confluent du Ruki et du Congo, en pays de forêts et de plaines basses, dont une partie est submergée à l'époque des crues. La température y est particulièrement uniforme.

La station de Stanley-Falls est assez salubre ; celle de Basoko a, au contraire, mauvaise réputation, en raison des marais du voisinage.

VI. — *Région de Tanganika.*

La région du lac Tanganika qui fait encore partie de l'état indépendant du Congo, est une des contrées les plus charmantes de l'Afrique. Les mois les plus chauds de l'année sont novembre et février, le plus frais juillet. L'année ne comporte que deux saisons : la saison des pluies qui commence avec violence vers la fin d'octobre et dure jusqu'en mai, et la saison sèche qui se termine en octobre. Malheureusement, dans la partie ouest, s'étendent des marécages et des fonds humides qui rendent la contrée insalubre, surtout quand soufflent les vents d'est, chargés de miasmes qui s'évaporent après la saison des pluies.

Le groupe de villages le plus important, Tabora, est situé à plus de 1.200 mètres d'altitude. Parmi les centres connus, on peut encore citer : l'insalubre Ou-Djidji dont le séjour fut fatal à plus d'un Européen ; Zombé, bâtie à plus de 1500 mètres d'altitude et jouissant d'un climat salubre et presque européen.

CHAPITRE XXIII

L'Angola.

--

I. — *Le climat.*

Le climat de cette Guinée portuguaise varie avec la latitude et la hauteur du sol. Pourtant on y souffre autant des ardeurs du soleil sur les hauts plateaux de l'intérieur que dans les plaines basses. Mais d'une saison à l'autre les différences thermométriques sont d'autant plus considérables qu'on s'éloigne de l'équateur et de la mer ; il gèle la nuit sur les hauts plateaux et dans la journée le thermomètre peut remonter à 28° ou 30°.

Les brises maritimes tempèrent les ardeurs de l'été et les moussons apportent une grande humidité. De mai en septembre les brouillards sont fréquents ; d'octobre à janvier tombent les « petites pluies » et d'avril à mai les « grandes pluies ».

Dans les districts du nord les premières pluies sont toujours malsaines ; l'air se trouve alors empesté des gaz impurs qui saturent le sol poreux et que l'eau fait soudain refluer au dehors.

La région plate du littoral est particulièrement insalubre ; par contre la région montagneuse dont l'altitude peut atteindre 2000 mètres, jouit d'un climat qui respecte la vie de l'homme, même de l'homme blanc.

II. — *Les villes.*

Au nord on peut citer Quissama dont on vante la végétation splendide ; et, à l'intérieur, Ambassi ou San-Salvador qui est bâtie au sommet d'un plateau.

Saint Paul de Loanda, la capitale, a une température moyenne annuelle qui ne dépasse pas 23°. Février est le mois le plus chaud et cependant il est moins chaud qu'août à Lisbonne. La ville est propre, bien bâtie, approvisionnée d'eau pure. Malgré tout elle reste insalubre. En février, mars et avril la carneirada ou dysenterie épidémique y cause un grand nombre de décès.

A l'intérieur, Masangano a été appelée le « four » de l'Angola et ses habitants sont décimés par la fièvre. Duque, au milieu des marais, est plus insalubre et plus dangereuse encore pour les Européens. Dondo, à plus de 1100 mètres d'altitude, peut être habitée par des Européens. Sa voisine Pungo-Ndongo étale ses cases au milieu de jardins qu'arrosent des canaux d'eau limpide et où les arbres fruitiers de l'Europe se mêlent à ceux des Antilles. « Le jour dure moins à Pungo-Ndongo que dans les autres villes de l'Angola : les hauts rochers retardent le lever de l'aurore, hâtent la chute du crépuscule, et souvent les brouillards s'enroulent autour des falaises pendant les heures du matin » (E. Reclus).

Le bourg de Malangé, au milieu d'une plaine de graminées, a malheureusement des marais dans son voisinage. Bihé, bien qu'à 1600 mètres d'altitude, est très dangereuse pendant la saison des pluies : les fièvres y sont alors aussi redoutables que sur le littoral ; de plus on y rencontre beaucoup de goitreux.

Revenons à la côte. Benguella est une belle ville, bâtie en amphithéâtre sur les flancs d'une colline escarpée. On dit que quand deux Européens s'y rencontrent, ils s'abordent par ces mots : « Avez-vous la fièvre ? ».

Mossamédès vit sous un ciel plus heureux. Son climat est d'une grande égalité ; la température de l'année oscille entre 20° et 22°. C'est la ville de l'Angola où l'acclimatement des Européens se fait dans les conditions les moins périlleuses.

A l'intérieur, Caconda, à 1675 mètres d'altitude, est une terre de promission : végétation admirable, doux climat, eaux courantes en abondance. La station d'Huilla que borde un rideau d'eucalyptus, est presque aussi favorisée.

III. — *Sud-ouest africain allemand.*

Le climat diffère peu de celui de l'Angola. Il tombe peu de pluie sur le littoral ; les vents marins laissent tomber leur fardeau de pluies sur les croupes de l'intérieur.

Les Allemands ont élevé des établissements dans la vaste baie de Walvisch, à la pointe d'Ilheo, et à Angra Pequena.

Peu d'Européens vivent sous ce climat rude et désagréable.

CHAPITRE XXIV

L'Afrique australe anglaise.

—

I. — *Climatologie générale.*

L'Afrique australe présente les mêmes contrastes de saisons que l'Europe occidentale, mais l'ordre est renversé, l'hiver du Cap coïncidant avec l'été de l'hémisphère septentrional. Grâce au voisinage des glaces antarctiques qu'elle regarde et dont son océan lui apporte souvent des banquises et des glaçons, l'Afrique australe a un climat relativement frais. Les pluies y sont peu abondantes et l'air est sec, surtout sur les plateaux.

Toute cette région est d'une grande salubrité, non seulement pour les indigènes, mais même pour les Européens qui s'acclimatent très facilement.

III. — *Colonie du Cap.*

Le climat de cette région est doux, salubre, extrêmement sec. En été le thermomètre s'élève rarement au-dessus de 32° à 34°, et en hiver il ne descend pas au-dessous de 8°. La température moyenne est de 16° à 25°.

L'année au Cap ne comprend guère que deux saisons : celles des pluies ou l'hiver, de mars en septembre, et celle de la saison sèche ou l'été, pendant les six autres mois. Mais les pluies sont très irrégulièrement réparties ; de septembre à avril, quand les vents du sud-est dominent, les vapeurs qu'ils apportent sont condensées sur les premières hautes montagnes et il n'en reste que très peu pour les contrées de l'ouest ; le phénomène inverse se produit en hiver pour les vents qui soufflent du nord-ouest. D'une manière générale les sources sont rares, les rivières ordinairement sans eau et cela par suite de la dénudation des montagnes qui fait de la colonie un pays en grande partie sec et triste.

La région est très saine et la malaria y est peu répandue.

La capitale, Cape-Town, est située presque sous la même latitude qu'Alger et a aussi la même température moyenne : environ 18°. La ville est propre et saine, mais elle a un fléau : ce sont les nuages de poussière soulevés par les vents violents du sud-est, auxquels il est impossible de se soustraire, même dans les habitations les mieux construites où la poussière pénètre partout.

La ville se complète de nombreux villages de plaisance épars dans les vallées environnantes : Sea-Point qui aligne ses villas sur une plage ébranlée par les vagues de l'Atlantique ; les bains de mer de Kalk-bay ; le village de Wijnberg, à demi caché sous la verdure des chênes et des pins et que dominent les superbes murailles de Table-Mountain ; Simonstown qui occupe un des plus beaux sites de l'Afrique australe sur le promontoire en faucille qui porte à son extrémité le phare du Cap de Bonne-Espérance ; Stellenbosch, l' « Athènes » de l'Afrique australe ; Paarl qui s'allonge pendant douze kilomètres au milieu des orangers, à la base des monts Draken-steen.

Parmi les autres centres importants ou intéressants, il faut mentionner Worcester qui possède dans son voisinage une abondante fontaine d'eau thermale ; Uitenhag visitée aux jours de fête par des multitudes de promeneurs qui viennent se reposer sous ses ombrages, au bord des eaux courantes ; Port-Elizabeth, bien pourvue maintenant d'eau de source et qui a une température moyenne annuelle de 17°,6 ; Graham'stown bâtie à 527 mètres d'altitude, dans un cirque entouré de côteaux nus, propre, gracieuse, d'une salubrité parfaite, sans grandes chaleurs estivales, avec un faible écart des températures d'hiver (moyenne de la température annuelle : 17°) ; enfin Port-Alfred et les plages voisines ou les baigneurs accourent en été.

La colonie du Cap compte des territoires ou dépendances d'une grande étendue : le Griqua-land-west, le pays des diamants, d'où est surgie comme par enchantement Kimberbey, une ville presque somptueuse, bien pourvue d'eau, avec des rues ombragées d'arbres ; le Bechuana-land, pays de vastes plaines et de massifs de granit boisés ; le Basuto-land dont la ville principale, Thaba Bossigo est située à plus de 1500 mètres d'altitude ; la Cafrerie dont la terre est plus humide et plus féconde que celle du Cap ; le Zoulouland, pays dont la température monte à 37° et peut descendre jusqu'à 5 et 6 degrés au dessous de zéro.

III. — *Natal.*

« Natal est une terre heureuse, gracieuse, où le ciel prodigue les pluies qu'il refuse au versant opposé des montagnes, et ces pluies se distribuent avantageusement sur toutes les saisons. Le pays, s'élevant en raideur, ne livre à la torridité que son rivage, quelques plaines et ses vallées profondes. Par leur altitude, la plupart de ses contours échappent aux soleils qui boivent l'énergie d'un peuple. A peine a-t-on cessé d'ouïr la voix de l'Océan, qu'on marche déjà sur des collines salutaires ; quelques heures encore, et l'on foule du pied le gazon des montagnes, au milieu des bois, parmi les grès et les basaltes, devant des cascades brillantes dont les torrents ont de beaux noms Cafres. Plus on monte, plus l'air se fait frais, puis froid ». (O. Reclus).

Le climat du Natal offre une analogie frappante avec celui du Mexique : dans l'une et l'autre contrée, c'est la même succession de terrasses étagées à des altitudes croissantes, avec leurs variétés correspondantes de climats et de productions : air humide et chaud sur le littoral, air sec et frais dans la région moyenne, air vif et froid dans les « highlands ».

La capitale, Pietermaritzbourg, est une des villes les plus agréables de l'Afrique australe. Elle est bâtie à 625 mètres d'altitude, propre, riante, entourée de jardins et de bosquets.

Durban que prolonge le quartier marin de Port-Natal, est dans une situation également heureuse : abondamment approvisionnée d'eau fraîche, elle a des rues larges et plantées d'arbres, de magnifiques jardins où croissent les bananiers, les bambous et les figuiers multipliants. La moyenne annuelle de la température y est de 19°, 8, tandis qu'elle n'est que de 17°, 5 à Pietermaritzbourg.

IV. — *État d'Orange.*

Le plateau d'Orange où il fait légèrement froid le matin, dans la saison qui correspond à notre hiver, a un ciel sans pluies qui donne à l'ensemble de la région un aspect uniforme terne, gris et brûlé.

Pourtant c'est une région saine et agréable à habiter.

La capitale, Bloemfontein, est située au milieu de plaines sans arbres, à 1370 mètres d'altitude, au bord d'un ruisselet presque toujours sans eau. C'est un lieu salubre par excellence, fort recommandé par les médecins de l'Afrique australe comme sanatorium pour les phtisiques. Nombre de valétudinaires y viennent du Cap et même d'Europe. Elle joint à une grande égalité de température (moyenne annuelle : 16°, 2) une atmosphère plus élastique et plus rafraîchissante que celle que l'on peut trouver en Egypte ou à Madère. L'hiver austral, avec ses rigueurs passagères, est sec et salubre. Le nuits sont si claires que la ville se passe d'éclairage : les étoiles de l'admirable ciel austral suffisent.

V. — *Transvaal.*

Le climat du Transvaal est très salubre sur les hautes terres ; mais il devient lourd et pénible quand on descend dans les plaines qui s'inclinent vers l'océan indien. Il en résulte une grande diversité de température : tantôt c'est le climat de l'Allemagne, tantôt celui du Tropique : ici le sapin, là le palmier.

En général, les mois d'hiver (d'avril à août) sont secs avec des nuits froides ; en été les journées sont chaudes avec des nuits fraîches. Les pluies commencent en septembre et sont très irrégulières.

La température moyenne varie de 15° à 18° en hiver et de 18° à 23° en été.

La mouche tsé-sé règne dans toute la partie septentrionale du territoire.

Prétoria a plus l'air d'un vaste jardin que d'une capitale. Des ruisselets arrosent ses rues. La température moyenne de l'année y est d'un peu plus de 19°.

La ville minière de Joannesburg qui est maintenant la plus peuplée de la région, a un climat sain. Elle est bâtie à près de 1800 mètres d'altitude. L'air est sec. La température maxima moyenne est de 36°, 6 en été et de 22° en hiver ; pour la nuit, les maxima moyens sont 18°, 3 en été et 7°, 8 en hiver. Après le coucher du soleil la température baisse très rapidement et les nuits sont généralement fraîches. Les rues sont larges et propres, mais quand le vent souffle, la poussière devient insupportable et donne lieu à de nombreux cas de pneumonie.

CHAPITRE XXV

La Zambézie britannique.

—

I. — *Le climat*.

Le climat de cette région offre une grande diversité suivant l'exposition et l'altitude du sol. Dans la région des sources du Zambèze, le climat est celui du haut Angola : les pluies apportées par les vents d'ouest sont abondantes, mais les extrêmes de chaleur et de froid se succèdent parfois brusquement. Sur le plateau que parcourt le bas Kou-Bango les froidures alternent avec les fortes chaleurs, mais l'air est sec, et les pluies tombent rarement. Plus à l'est, la région du moyen Zambèze continue celle du Transvaal.

Sur les bords du Nyassa les pluies commencent en décembre et finissent en avril ou mai. On a constaté, au village de Bandaoué, comme extrême de chaud 37°,7 et comme extrême de froid 12°,2.

II. — *Les villes.*

A l'extrémité septentrionale du Nyassa, la bourgade de Karonga, bâtie sur ses rives, est entourée de marais insalubres et de plaines qui se recouvrent d'eau pendant la saison des pluies.

Les villages de la vallée du Rikourou jouissent d'un air beaucoup plus sain et c'est dans le haut de la vallée que se trouve Mombera dont les missionnaires ont fait un sanatorium.

A 150 kilomètres au sud du Nyassa, dans une vallée des hautes terres du Chiré, Balantyre, à plus de 1.000 mètres d'altitude, est une ville relativement salubre ; elle est devenue le foyer de l'activité européenne dans le haut bassin du Zambèze.

CHAPITRE XXVI

L'Afrique orientale.

—

I. — *Afrique orientale portugaise.*
(Mozambique).

Le climat de cette région est brûlant et malsain sur les côtes et dans les plaines ; mais il devient tempéré et salubre sur les côteaux boisés de l'intérieur. Sur les hauteurs du pays de Gaza les changements de température sont très brusques, et on a vu parfois le thermomètre subir dans l'espace de quelques heures des écarts de 30° à 35°.

La saison sèche ou froide va de mai à octobre, la saison chaude ou des pluies de novembre à avril ; sur les côtes les pluies sont torrentielles.

Dans l'île de Mozambique la température oscille entre 22°,7 et 28°,1. Les mois pluvieux de l'hivernage sont novembre, décembre, janvier, février, mars et avril ; c'est la saison chaude tandis que la saison fraîche dure de juillet à octobre.

La malaria est très fréquente sur les côtes. On dit que
de cent Européens établis dans cette région, il n'en reste,
après cinq ans de séjour, que six ou sept.

La variole fait beaucoup de ravages parmi les nègres.
Les entozoaires, le dragonneau sont également fréquents parmi eux ainsi que le vitiligo et l'albinisme, la
lèpre et l'éléphantiasis du scrotum. Les ophtalmies
constituent un des fléaux du pays. Quant à la gale, elle
est universelle. La syphilis est très répandue sur les
côtes.

Enfin on observe une maladie spéciale qu'on appelle
l'ulcère de Mozambique. Il commence ordinairement
par un petit bouton rempli de sérosité jaunâtre, auquel
succède une ulcération circulaire qui s'agrandit tous les
jours et s'excave progressivement de la circonférence au
centre où il forme une espèce de godet ; sa surface est
recouverte de fongosités et saigne très facilement. Il se
montre surtout aux jambes, aux pieds et aux mains ; il
n'est pas rare alors de voir tomber les phalanges.

Sur le littoral quelques centres sont fréquentés des
Européens. D'abord, tout au sud, presque enclavée dans
le Transvaal, Lourenço-Marquez, très insalubre pendant
la saison des chaleurs et que l'on essaie d'assainir par le
drainage des marais et des plantations d'eucalyptus.
Puis Inhambane construite sur une colline allongée que
les eaux de la mer entourent presque entièrement à marée haute ; Sofala qu'entourent des marais d'où montent
les fièvres ; Quelimane tout aussi insalubre.

Dans l'intérieur, Senna ou São Marçal qu'on appelle
« la moribonde », est bâtie sur les vases du Zambèze
d'où s'exhalent des vapeurs malsaines. Tete, la dernière
ville des blancs dans l'intérieur, est également bâtie sur
la rive du Zambèze. La température moyenne de l'année
y est de 16°,7 ; la moyenne du mois le plus chaud (no-

vembre) de 28°,7, la moyenne du mois le plus frais (juillet) de 22°,5.

II. — *Afrique orientale allemande.*
(*Zanzibar*).

Le climat de cette région est humide, brûlant et malsain. Les mois les plus chauds sont janvier et février, le mois le plus frais est juillet.

Dans l'île de Zanzibar, les soirées sont fraîches et la rosée très abondante, ce qui rend les promenades du soir peu hygiéniques, d'autant plus que la brise de terre qui vient le soir de la côte d'Afrique, où se trouvent de vastes marais, contribue à l'insalubrité.

L'année est partagée en deux saisons : l'hivernage et la belle saison ; la première s'étend de décembre jusqu'en avril, et l'autre de juillet à octobre. L'hivernage est caractérisé par des chaleurs excessives que tempère la mousson orientale ; la saison pluvieuse en indique la fin et annonce l'arrivée de la saison fraîche. Les pluies durent un peu plus de trente jours et sont caractérisées par de fortes ondées auxquelles succèdent des éclaircies de beau temps.

La malaria règne presque partout. La dysenterie est fréquente, la phtisie rare. La variole règne en permanence. La lèpre et l'éléphantiasis sont communs ainsi que les ophtalmies et les ulcères des extrémités. La syphilis est universellement répandue.

La capitale est le port de Dar-el-Salaam. Les autres centres importants sont : le port de Bagamoyo, ville africaine de 10.000 habitants ; Kiloa qui compte à peu près autant d'habitants. A l'intérieur, la station de Masasi, bâtie à 560 mètres d'altitude, est un des lieux d'Afrique les plus salubres pour les Européens.

III. — *Afrique orientale anglaisé.*

Le climat de cette vaste région diffère peu de celui du reste de l'Afrique orientale. Il est aussi insalubre et aussi fatal aux Européens.

La capitale, Mombaz, compte de douze à quinze mille habitants. Elle est située sur la rive orientale d'une île de corail émergée à plus de douze mètres de hauteur au-dessus du niveau marin.

CHAPITRE XXII

Les iles africaines de l'Océan Indien.

—

I. — Sokotra.

Séparée du cap Gardafui par un détroit de 250 kilomètres, l'île de Sokotra ou Socotora a un climat moins chaud que celui de l'Arabie voisine, grâce aux moussons et aux brises qui se succèdent sur les rivages de l'île.

Sur ses montagnes croît l'aloès socotrin qui donne le meilleur produit de ce genre utilisé par la pharmacopée.

II. — Madagascar et ses satellites.

1. — *Climatologie de Madagascar.*

Par sa latitude Madagascar est une région tropicale ; par son altitude c'est un pays tempéré. Du bord de la mer aux montagnes de l'intérieur on constate une décroissance progressive de la température moyenne. En Imerina il n'est pas rare de voir la grêle tomber sur l'Ankaratra, et la glace se former sur les flaques d'eau du massif.

Pourtant, grâce aux mers qui l'entourent et dont un courant tiède maintient la température normale, Madagascar jouit d'un climat très égal en moyenne, n'offrant pas de brusques écarts de chaud ou de froid. La côte orientale est en général moins chaude que la côte occidentale ; elle est rafraîchie par les courants marins et aériens venus de l'est. La côte occidentale, au contraire, est chauffée par le contre courant de Mozambique. De plus, la température s'accroît du sud au nord.

Quelle que soit la région de l'île que l'on considère, la division de l'année en deux saisons bien distinctes s'impose : saison chaude ou pluvieuse et saison sèche. La saison des pluies ou hivernage dure de novembre à mars, et la saison sèche de mai à septembre, avec deux petites périodes intermédiaires à temps très variable. La séparation des deux saisons est plus tranchée sur la côte ouest. Sur la côte est, sur tout le littoral, et en particulier dans la zone forestière, l'été empiète toujours sur l'hiver qui se trouve ainsi déplacé et amoindri ; dans la forêt, il pleut presque toujours, les beaux jours sont rares, ils ne se rencontent guère que pendant les mois d'août et de septembre.

Bien entendu, les maxima et minima de température correspondant à chacune de ces deux saisons ne sont pas les mêmes sur les côtes et sur le plateau ; ils diffèrent même à l'est et à l'ouest.

Les vents varient sur les deux versants de Madagascar. Sur la côte est, la direction des vents régnants est ordinairement celle des alizés, c'est-à-dire celle du grand courant équatorial. Sur la côte ouest les vents soufflent du nord dans la partie septentrionale de l'île et du sud dans la partie méridionale. A Majunga le vent souffle du nord-ouest d'octobre à mars, du sud-est de juin à août. Dans les saisons intermédiaires, les vents soufflent de la terre et apportent les effluves des marécages. A l'intérieur, de Tananarive, on ressent les vents de la partie est et sud-est. Les coups de vent sont plus fréquents dans la partie nord que dans la partie sud de l'île.

2. — *Pathologie de Madagascar.*

A Madagascar la salubrité croît d'étage en étage. Un roi des Hovas a pu dire : « Comment craindrais-je les Blancs ? J'ai contre eux deux grands généraux : Tazo et Hazo ! » Tazo, c'est la fièvre, Hazo la forêt. « Mais si la mort s'engendre à tout instant du jour et de la nuit des mois chauds et des mois tièdes, dans les lagunes à demi dérobées sous les racines conquérantes des mangliers et des palétuviers ; si la côte orientale a reçu de ses fièvres de marais le surnom de cimetière des Européens, le plateau d'Emirne est sain comme la France méridionale. » (O. Reclus).

L'humidité et la chaleur réunies de l'été rendent fort dangereux le séjour dans les basses terres du littoral de l'est, principalement en janvier et février, quand s'élèvent les brumes grises chargées de miasmes.

Les côtes malgaches sont un foyer permanent d'impaludisme. L'endémie palustre s'y fait sentir toute l'année, mais avec une recrudescence appréciable au moment de la saison des pluies.

La malaria exerce aussi ses ravages dans les provinces centrales de l'Imerina et du Betsileo ; mais ses agressions y sont beaucoup moins fréquentes et surtout moins graves. Il paraît même qu'elle était inconnue autrefois à Tananarive.

La zone des forêts est très paludéenne, notamment dans les vallées humides, constituées en cuvettes marécageuses au milieu des montagnes : telle est la vallée de Beforona ; celle de l'Angavo, bien que à une altitude de mille mètres, est éminemment insalubre ; les indigènes de race hova y sont pour la plupart en proie à de violents accès.

Le pays de Vonizongo, à l'ouest de l'Imerina, et celui des Sihanakas, près du lac Alaotra, sont également paludéens. Le Boeni, si humide et si marécageux, est peut-être la région la plus malsaine de Madagascar. « Je n'ai pas vu, dit le Dr Lacaze, d'Européens séjourner ici un an sans être atteints de fièvre intermittente franche ; c'est très exceptionnellement qu'ils ne le sont qu'après six mois ; la grande majorité ou plutôt la presque totalité sont impaludés, je veux dire font leur premier accès après les trois premiers mois de séjour. »

On observe aussi les affections dysentériques à Madagascar. Mais, à l'inverse de l'endémie palustre qui va s'affaiblissant à mesure que l'on monte de la côte vers le haut pays, les affections intestinales augmentent de fréquence, toutefois sans jamais atteindre, même en Imérina, l'importance pathologique de l'infection palustre.

La lèpre fait de nombreux ravages à Madagascar, surtout sur le massif central et sur le versant oriental. Les populations de l'ouest sont presque indemnes de cette hideuse maladie ; en revanche, elles ont l'éléphantiasis des Arabes.

Enfin les forêts de l'île recèlent des multitudes de petites sangsues qui se tiennent en embuscade sur les feuilles des arbustes et des petites plantes lorsque le temps est humide. « Ces animaux, dit L. Catat, viennent en légions innombrables, ils attaquent tout ce qui a vie ; des bœufs, des voyageurs même, perdus dans ces forêts, y sont morts d'épuisement et ont succombé aux morsures spoliatrices de ces êtres minuscules. Lorsque les hirudinées sont en chasse, ce qui leur arrive souvent, car c'est toutes les fois qu'il pleut, elles se tiennent fixées par leurs ventouses caudales aux feuilles basses des arbustes et des petites plantes, puis, allongeant leur corps et se faisant aussi fines que possible, elles agitent leur tête dans tous les sens et cherchent une proie qui passe à leur portée. Ont-elles cette chance, elles quittent la branche qui leur servait de point d'appui, entaillent la peau, et enfoncent leur suçoir bien loin dans la blessure ; on ne peut leur faire lâcher prise sans les briser que lorsqu'elles sont remplies, et la blessure triangulaire qu'elles laissent après elles, saigne encore longtemps.

3. — *Les villes de Madagascar.*

A la pointe nord de Madagascar, Diego-Suarez participe de l'insalubrité reprochée à toute la côte malgache. La malaria se fait surtout sentir en janvier, février et mars. Pendant la saison sèche, c'est-à-dire de juillet à septembre, le thermomètre varie entre 24° et 25° le jour et entre 22° et 23° la nuit. A partir d'octobre, la température s'élève progressivement : 26° à 27° le jour, et 24° à 25° la nuit ; en novembre et décembre elle est en moyenne de 28° le jour, et de 26° la nuit. Janvier marque la première étape de l'hivernage ; la température se maintient, pendant ce mois, entre 30° et 31° le jour, et 29° et 30° la nuit ; elle augmente encore en février et en mars : 34° en moyenne le jour et 33° la nuit ; puis elle décroît : 31° le jour et 29° la nuit en avril ; 28° le jour et 29° la nuit en mai.

Pour L. Catat, Majunga, par suite de sa situation au milieu des marais, est un point très malsain de la côte ouest de Madagascar. C'est pour lui, le point le plus chaud de l'île. Joly, au contraire, la considère comme un des centres les plus sains de la région ; il assure que la chaleur n'y atteint jamais un degré très élevé ; il y pleut modérément. « La réverbération du soleil sur du sable blanc et l'absorption d'eau saumâtre sont les deux défauts de Majunga. L'eau est fournie par des puits et provient de la mer, par filtration à travers le sable et le calcaire. Mais si l'on manque d'eau douce en abondance, on a, par cela même, le précieux avantage d'être relativement peu torturé par les moustiques ; le paludisme contracté sur place est exceptionnel ». (Joly). La température moyenne annuelle y serait, d'après Reynaud, de 29°.

Un lazaret a été installé de l'autre côté de la baie de Majunga, entre l'embouchure du Betsiboka et le cap Ankatsepa. Tout y manque, sauf les moustiques et la malaria.

Au nord de Tamatave, sur la rive opposée, le premier hâvre est celui de Foulepointe ou Marofolotra où encore Mahavelo, c'est-à-dire « Beaucoup de santé », très salubre en effet pour les Betsimisaraka, tandis qu'il est presque toujours mortel pour les Européens.

Tamatave est construite sur un sol sablonneux où l'on trouve partout et peu profondément une eau saumâtre et malsaine. Les fièvres y sont communes. Les températures élevées de la saison chaude et les pluies diluviennes qui tombent à chaque instant augmentent encore l'insalubrité. La moyenne annuelle de la température y est de 23°,8, la moyenne des maxima et des minima étant respectivement de 29°,8 et de 17°,9. Le maximum absolu 35°,6 a été observé en janvier et le mininum absolu 13° en juillet.

Tananarive est une ville relativement saine. En l'absence des précautions les plus élémentaires de l'hygiène, sa position élevée, les vents violents qui dessèchent l'atmosphère pendant plusieurs mois de l'année, les grosses pluies de l'hivernage qui nettoient les hauts quartiers et qui entraînent dans les parties basses les immondices de toute nature, enfin l'abondance et le bon marché de la nourriture qui rendent la vie facile, contribuent à maintenir la ville dans d'assez bonnes conditions de salubrité. L'eau est fournie en assez grande quantité par des sources qui jaillissent au pied des collines et sur les flancs des côteaux, mais il faut la transporter dans les différents quartiers.

La température moyenne annuelle de Tananarive est d'environ 18°, la moyenne des maxima étant 27° et celle des minima un peu plus de 9°. Le maxima absolu 31°,4 a été observé en novembre et le minimum 3°,8 en juin. Les mois les plus chauds sont ceux de novembre (21°), décembre (20°), janvier (20°), février (20°,7) et mars (20°,3). Les mois les plus froids sont juin (13°,4), juillet (14°,8), et août (15°,6).

A Tananarive la pluie tombe tous les jours pendant les mois de novembre, décembre, janvier, février et mars. « La matinée est relativement belle, le soleil se montre même quelquefois, puis, de midi à trois heures, de gros nuages s'amoncellent, le ciel s'obscurcit, l'astre du jour disparaît ; vers quatre heures, au sein de ces nimbus, un orage se forme, presque toujours dans l'est ou dans le nord, il s'avance peu à peu, les roulements de tonnerre, d'abord lointains, deviennent plus violents. Tantôt ce sont de lointaines décharges d'artillerie, d'autres fois on dirait qu'on arrache violemment une colonnade neuve ; ce sont des crépitements ; alors l'orage est dans toute sa force, il crève sur nos têtes, la pluie tombe

en larges gouttes, bientôt même on ne distingue plus
celles-ci ; les cataractes du ciel semblent ouvertes. Vers
six heures du soir, on observe généralement une rémission ; l'averse reprend vers onze heures ; le reste de la
nuit jusqu'au matin, c'est une petite pluie froide et
persistante ». (L. Catat).

Il se produit à Tananarive, chez les nouveaux arrivés
et même chez ceux qui comptent déjà un certain temps
de séjour, une diarrhée qui semble en relation avec une
certaine difficulté d'adaptation de leurs organes au climat d'altitude, et qui se traduit surtout par de l'atonie
gastro-intestinale. Peu sévère quoique tenace, cette diarrhée cède, le plus ordinairement, au régime lacté
absolu ; mais on est parfois obligé d'avoir recours aux
antiseptiques intestinaux et, plus tard, quand le malade reprend des aliments solides, à la pepsine ou à
l'acide lactique, afin de suppléer à l'insuffisance des
ferments digestifs.

Une source thermale fréquentée jaillit près de la route
qui mène de Tananarive à Andovoranto que décime
l'air empesté des marécages. Une autre existe à Antsi-
rabé, sur la route de Tananarive à Fianarantsoa. Vingt-
et-une maisons de bains ont été installées, et l'eau des-
tinée à la consommation est recueillie dans un établissement spécial. Cette eau, dont la température varie
entre 36° et 42°, est très riche en principes alcalins et
rappelle par sa composition chimique l'eau de Vichy.

Fianarantsoa, la capitale du Betsileo, est bâtie sur une
haute colline à 1300 mètres d'altitude. La moyenne annuelle de la température y est de 19°, celle des maxima
de 22°,3 et celle des minima de 13°.

Tullear est située dans un pays d'une salubrité remarquable. Le mois le plus frais est juillet, le mois le plus
chaud est janvier.

Fort-Dauphin, le port le plus méridional de la grande île, jouit d'un climat presque tempéré : la moyenne annuelle de la température y est de 23°,6, la moyenne des maxima de 28°,8, celle des minima de 18°,8. Les pluies n'y sont pas continuelles en certains mois, mais intermittentes toute l'année ; l'été y est très supportable. Les cyclones y sont inconnus, mais de grands vents du large, du sud principalement, y viennent dans certaines saisons abaisser sensiblement la température.

4. — *Sainte-Marie de Madagascar.*

L'île si verdoyante de Sainte-Marie, le long de la côte est de Madagascar, participe du climat des terres basses de la grande île. Il y existe deux saisons : une saison pluvieuse de novembre à avril et une saison sèche d'avril à novembre. L'île est très fertile et son aspect est charmant. « Des plans inclinés, chargés d'une végétation tropicale, descendent dans une mer bleue et calme, emprisonnés par des collines ; deux petites îles, jetées çà et là sur ses bords, ressemblent à des pyramides de verdure. L'eau dort dans cette enceinte tranquille en réfléchissant les bois et les rochers d'alentour. » (Vinson). Malheureusement Sainte-Marie est insalubre pour les Européens.

5. — *Nossi-Bé.*

Le climat de Nossi-Bé est à peu près celui du nord de Madagascar. Le sol est palustre en beaucoup d'endroits et la mortalité des Européens y est très élevée, malgré les travaux d'assèchement entrepris aux environs de la c pitale. La température moyenne de l'année, y est de près de 27°.

La capitale, Helleville, a un climat humide, chaud malsain. Des marais l'enceignent à l'est et à l'ouest. L'état sanitaire d'Ambanoro n'est guère meilleur : un ruisseau marécageux la traverse et y entretient des nuées de moustiques. Nossy-Komba où l'on a installé un embryon de sanatorium, a un air pur et une température un peu plus fraîche. Cet îlot situé à deux ou trois kilomètres de Nossi-Bé, dans la rade de Passandava, s'élève, comme un pain de sucre dans la mer.

III. — COMORES

1. — *Climatologie.*

Aux Comores l'année ne comprend que deux saisons qui se succèdent brusquement et presque sans transition : la saison sèche et la saison humide ou hivernage.

La saison sèche va de mai en octobre ; elle est caractérisée par l'absence de grandes pluies et un abaissement sensible de la température. « La végétation s'arrête faute d'humidité, l'herbe jaunit, les plantes et certains arbres perdent leurs feuilles, et, sous un ciel embrasé, on est tout étonné de retrouver l'aspect froid et dépouillé des campagnes de France au mois de décembre ». (E. Vienne).

Pendant la saison sèche le thermomètre oscille autour de 25° avec maximum de 29° et minimum de 18°.

Pendant les mois de mai, juin, juillet, août et septembre, les vents soufflent très régulièrement. Le matin, il se lève une petite brise du sud ou du sudest qui mollit vers dix heures, passe au sud, puis au sud-ouest, pour s'établir définitivement au sud-ouest vers une heure de l'après-midi. Cette brise fraîchit rapidement et souffle jusqu'au coucher du soleil après lequel le calme s'établit et dure ordinairement toute la nuit.

La saison humide ou hivernage se distingue par de grandes chaleurs, des calmes fréquents, des pluies torrentielles, une énorme tension de l'électricité et des orages incessants; elle commence vers le mois d'octobre avec le renversement de la mousson. Presque tous les jours le tonnerre gronde et tous les soirs l'horizon est sillonné d'éclairs. En revanche, plantes et arbres reverdissent et, quelques jours après les premières pluies, le sol disparaît sous une végétation luxuriante.

Pendant la saison de l'hivernage la température varie de 25° à 35°.

2. — *Pathologie.*

La malaria domine la pathologie des Comores. Chez les nègres de ces îles les maladies les plus communes sont l'ulcère de Mozambique, la phtisie, le pian, la gale, la lèpre et la dysenterie. La variole faits de temps en temps de grands ravages.

3. — *Mayotte.*

La température diffère peu de celle de Madagascar. La moyenne annuelle y est de 26°, avec minimum de 17° pendant la saison sèche et maximum, très rarement atteint, de 34° pendant l'hivernage.

Le littoral offre de nombreux foyers de paludisme.

La capitale élève ses maisons sur l'îlôt insalubre de Zaoudzi ou Dzaoudzi.

4. — *Grande Comore.*

Le climat de la grande Comore est chaud, mais c'est le plus salubre de toutes les îles de l'archipel. Même à la côte la malaria est inconnue. Cela tient probablement à la sécheresse du terrain, à l'absence de marais et de rivières, et aussi à ce que les récifs ne se découvrent pas, à marée basse, sur de grandes étendues.

La dysenterie est fréquente dans l'île, surtout chez les indigènes qui manquent d'eau potable.

5. — *Anjouan.*

L'île d'Anjouan est relativement saine. Les maladies les plus communes sont la dysenterie et la variole ; les fièvres paludéennes n'existent que dans quelques endroits marécageux.

L'abaissement relatif de la température que l'on y constate peut être attribué à l'élévation de son massif et au boisement presque complet de ses montagnes.

6. — *Mohéli.*

Mohéli est loin d'être salubre ; son littoral, sans être aussi marécageux que celui de Mayotte, est entouré, sur plusieurs points, de bancs de vase et de corail découvrant à mer basse et exhalant, sous l'action du soleil, des miasmes auxquels on attribue les fièvres paludéennes.

La ville de Fombi qu'entoure une zone verdoyante, est plus propre et mieux entretenue que la plupart des autres villes arabes des Comores.

7. — *Iles Glorieuses.*

Le climat des îles Glorieuses est très sain ; il n'y a ni marigots, ni palétuviers, ni moustiques, ni fièvres paludéennes.

On trouve dans la grande île d'excellente eau fournie par des puits creusés dans le sable.

IV. — AMIRANTES ET SEYCHELLES

Le groupe de Farquhar et celui des Amirantes est constitué par des terres coralligènes, élevées de quelques mètres à peine au-dessus des flots et que recouvrent des savanes où se dressent des forêts de cocotiers.

Les Seychelles sont relativement salubres même pour les Européens. La régularité des vents alternants du large empêche la stagnation des eaux et des airs. La température oscille entre 26°,5 et 29°. C'est, en somme, un climat doux et agréable.

V. — MASCAREIGNES.

1. — *Ile Maurice.*

L'île comporte deux saisons : l'hivernage qui dure du milieu d'avril au milieu d'octobre, la saison d'été ou saison humide du milieu d'octobre au milieu d'avril. Pendant la première règne le vent sec et frais du sud-est qui se fait sentir presque toujours à partir de huit heures du matin et qui est remplacé par la .brise de terre. Le vent du nord-est, généralement pluvieux, prédomine pendant les mois d'été.

L'impaludisme, autrefois rare dans l'île, s'y fait sentir de plus en plus. On y observe aussi la dysenterie, l'hépatite, l'hématurie, la lèpre, l'éléphantiasis.

Port-Louis, la capitale, n'est plus la ville enchanteresse que nous a décrite Bernardin de Saint-Pierre. C'est maintenant un dangereux foyer d'infection malarienne. Les blancs y séjournent le moins possible et se retirent sur les hauteurs qui s'étagent de Rose-Hill à Curepipe. La température moyenne de l'année y est de près de 25°. Les mois les plus chauds (décembre, janvier et février) oscillent de 26° à 27° ; les mois les plus frais (juin, juillet et août) de 22° à 23°.

Curepipe est devenue le sanatorium de l'île. On déserte de plus en plus Port-Louis pour son ciel humide sous lequel s'épanouit une exubérante végétation de fougères, d'azalées, de bégonias. Ses villas sont bâties à plus de 500 mètres d'altitude. Les pluies y rafraîchissent et y purifient l'atmosphère.

2. — Ile de la Réunion.

A la Réunion l'année se divise en deux saisons principales : l'hivernage, de décembre à avril, chaud et pluvieux, aux vents variables ; la saison fraîche, de mai à octobre, plus sèche, pendant laquelle soufflent plus fort les vents du sud-est. Elles sont séparées par deux saisons intermédiaires avec alternatives de pluies et de brises.

Le vent du sud-est se fait sentir pendant toute l'année

sur la partie orientale de l'île ; mais il souffle avec force
pendant les mois de juin, juillet et août. Dans la partie
occidentale, les vents d'ouest prédominent et sont plus
chauds.

La température moyenne annuelle est de 24° à 25°,
la moyenne des minima de 12° et celle des maxima de
36°. La moyenne thermométrique est un peu plus
élevée à Saint-Denis qu'à Saint-Pierre et un peu moins
qu'à Saint-Paul. Les plus hautes températures s'observent en janvier et les plus basses en août.

« Par un concours de bienfaits rare dans les contrées
chaudes, écrit J. Duval, ce pays, si fertile et si pittoresque, est en même temps un des plus salubres du
globe. Les premiers explorateurs qu'y porta le courant
des aventures au XVIe siècle, furent émerveillés d'y
trouver réunis, sous un ciel tropical, un air pur et balsa-
mique, une chaleur modérée, des pluies rafraîchissantes, une agréable alternance de brises de terre et de
mer. En observant que les plaies y guérissaient prompt-
tement, que les fièvres et les maladies endémiques y
étaient inconnues, non moins que les serpents, les reptiles venimeux et les bêtes féroces, l'essaim de Français
envoyés de Madagascar en découverte célèbre comme un
Eden l'île Mascareñas. La compagnie de Madagascar en
fit son hôpital ; les navigateurs de toute nation y dépo-
sèrent leurs malades ; une population humaine s'y
établit dans les conditions les plus douces d'existence,
même pour les blancs ».

Saint-Denis, la capitale, est une belle et gracieuse
cité. « Partout des arbres ombragent les voies larges et
propres. D'élégantes maisons s'élèvent au fond des
cours, derrière les fleurs au suave parfum, dont les
corolles miroitent au soleil. Les roses, les œillets, l'hé-
liotrope semblent avoir été trempés dans un triple

extrait de leur essence ; quand les gardénias s'épanouissent, il faut les couper à mesure, leur odeur est trop pénétrante ». (C. de Cordemoy).

On a établi un sanatorium à Saint-François, qui est situé au sommet d'un piton découvert, à une altitude de 400 mètres au-dessus de Saint-Denis ; il est parfaitement abrité des vents de terre et des brises du nord-ouest, dites malgaches, qui arrivent chargées des effluves paludéennes de la grande île. Il existe également ment une ressource précieuse pour les malades dans les eaux thermales de Salazie, qui sont situées au pied du Piton-des-Neiges. Ce sont des eaux gazeuses sodiques qui sortent d'une roche volcanique à une température de 30°. Salazie est à 800 mètres d'altitude. On y respire l'air vivifiant des montagnes et le froid se fait quelquefois assez vivement sentir pendant l'hiver.

Cilaos est séparé de Salazie par le Piton-des-Neiges qui les surplombe toutes deux ; elle est à 1.200 mètres d'altitude et le froid y est encore plus vif qu'à Salazie.

Mafate est dans les mêmes conditions que Cilaos, dans les montagnes de Saint-Paul. L'eau y est sulfureuse. Il existe en outre des sources ferrugineuses froides à Gonnefroy, Laferrière, et Saint-François.

Saint-Pierre est une ville propre et agréable, régulièrement construite, bien ombragée et pourvue d'eau en abondance.

3. — *Petites Mascareignes.*

L'île *Rodrigues* que l'on a appelée un paradis terrestre, pourrait, en effet, devenir une terre heureuse si elle se peuplait et si elle était cultivée. C'est actuellement une simple dépendance administrative de Maurice.

Les îles *Keeling* sont constituées par des atolls d'une remarquable salubrité où vivent sous le rule anglais quelques Malais.

Les îles *Saint-Paul* et *Amsterdam* ont un climat très inégal ; les vents d'ouest y soufflent fréquemment en tempête.

Les îles *Australes* se succèdent de l'ouest à l'est dans les parages de l'Océan Indien que les courants parsèment de glaces flottantes. Ce sont des terres froides et inhabitées, entourées de brisants, heurtées par les vents qui soufflent en tempête.

La plus importante de ces îles est la terre humide et froide de *Kerguelen* dont la température moyenne annuelle est de 4° (zéro en hiver, 10° en été). Le vent y souffle toujours en tempête. *Heard* est encore plus froide et plus tempêtueuse que Kerguelen.

SEPTIÈME PARTIE

Géographie médicale de l'Amérique.

CHAPITRE PREMIER

L'Amérique boréale.

I. — *Groenland*.

Le Groenland est peut-être une presqu'île tenant à des terres sur lesquelles pèse la glace éternelle. C'est peut-être une traînée d'archipels cimentés par des glaciers immenses ou une grande île sortant des flots d'une mer qui n'a jamais vu de navires.

La « terre verte » n'est qu'une « terre de désolation ». Son climat est l'un des plus froids de la terre. Il se passe quelquefois des années sans que les districts du nord aient un seul jour d'été, c'est-à-dire atteignant une température de 15°. A Upervinik le thermomètre descend en hiver à — 44° et que'quefois il reste au-dessous de zéro au mois de juillet. Les chaleurs estivales ne dépassent point 18°.

Cette terre inclémente ne porte qu'un petit nombre de villes.

Julianahaab a le climat le moins âpre et le moins lamentable de la contrée. La température moyenne de l'année est de 0°,5, la température moyenne de l'été est 8°,8, celle de l'hiver de — 6°,6. Godthaab n'a plus comme moyenne annuelle que — 2°,3, avec 5°,3 comme moyenne d'été et — 7°,9 comme moyenne d'hiver. Jakobshavn est plus froide encore : la température moyenne de l'année y est de — 5°,2, celle de l'été de 2°,3 et celle de l'hiver de — 12°.

Upervinik est une des dernières stations où vivent les Européens. Sous ces longs frimas le soleil reste au-dessous de l'horizon pendant quatre-vingt jours. La température moyenne de l'année y est de — 10°,5, celle de l'été de 3°,3 et celle de l'hiver de — 21°,7.

II. — *Archipel polaire.*

Sur ces îles glacées où vivent deux ou trois mille Esquimaux, s'apesantissent les plus terribles hivers du globe. Le thermomètre y descend communément à — 30°, quelquefois à — 50° et à des températures plus basses encore. Dans ces parages, le mercure ne se maintient au-dessus du point de congélation que pendant le mois de juillet : alors seulement on voit tomber des pluies sous forme de givre ou de neige.

Le froid est d'autant plus vif dans les îles polaires que l'atmosphère est plus calme ; quand les vents soufflent, il se produit une hausse de la température. « Même le vent du nord-ouest, le courant atmosphérique le plus fréquent dans l'archipel polaire, apporte un air relativement tiède, et l'on peut y voir sinon la preuve, du moins une très forte présomption que tout l'espace compris entre les îles boréales de l'Amérique et les côtes sibériennes est occupé par des régions maritimes où s'étendent peut-être des eaux libres, et où du moins le rayonnement n'exerce pas la même action de refroidissement que dans l'intérieur des terres ». (Mühry).

Dans ces régions, les aurores polaires « se déroulent dans le ciel en forme de rubans blanchâtres, de paillettes en faisceaux qui semblent alternativement s'allumer et s'éteindre. On les voit onduler dans l'espace comme des banderoles de lumière pâle sur le fond noir de la nuit ». (E. Reclus).

III. — *Alaska.*

Le climat de l'Alaska est terrible ; on a vu le thermomètre y descendre à — 50°.

L'été ne dure que trois à quatre mois. Et quel été ! Le thermomètre atteint rarement 15° ; les nuages que les vents du sud-est roulent dans le ciel, cachent le soleil et les pluies tombent presque continuellement.

Saint-Michel qu'on a appelée l'Alexandrie du Yukon, est entourée de terres basses, spongieuses et sans culture. La température moyenne annuelle y est de — 3°,8. Le thermomètre peut descendre à — 48°, et il ne monte jamais au-dessus de 24°. A Fort-Yukon, à l'intérieur, la moyenne de la température est de — 10°, avec — 38°,6 comme extrême de froid et + 19°,5 comme extrême de chaud.

La ville la plus importante de l'Alaska est Juneau-City, bâtie sur un étroit cordon littoral, à la base d'un mont escarpé encore revêtu de conifères, et près d'un clair torrent qui s'élance en cascades à travers un sombre défilé.

Sitka n'est qu'une bourgade humide et malsaine. La température moyenne de l'année y est de + 5°,6, avec — 20° comme extrême de froid et + 25° comme extrême de chaud.

Les îles Aléoutiennes et les îles Pribilov participent du climat de l'Alaska.

Le principal établissement des Aléoutiennes est Ounalachka. La température moyenne de l'année y est de + 2°,8 avec — 18° comme extrême de froid et + 25° comme extrême de chaud.

CHAPITRE II

Le Canada.

—

I. — *Divisions climatériques.*

Au point de vue physique et climatérique, on peut diviser le Canada en trois grandes zones : la zone de l'est, la zone de l'ouest et la zone centrale.

Il est inutile de faire remarquer, dès maintenant, les différences considérables que doit présenter le climat de régions aussi étendues et aussi diversifiées, comprenant vingt degrés de latitude, c'est-à-dire depuis la latitude de Constantinople à celle du Cap Nord en Norvège.

Le Canada dans son ensemble est un pays extrêmement sain. Les races britannique et française n'ont pas dégénéré sous son climat.

II. — *Colombie britannique.*

La Colombie britannique a en général un âpre climat. Son ciel est souvent brumeux, mouillé, morose.

Dans la partie continentale l'hiver commence généralement en septembre ou octobre et ne finit qu'en mai : c'est la longue saison des neiges, des pluies, des brouillards et des givres. Les étés sont courts et quelquefois très chauds. Pourtant, sur les côtes de Vancouver et dans les péninsules riveraines, l'atmosphère est plus tiède et les écarts de température sont moins prononcés.

L'île de Vancouver jouit, en effet, d'un climat qu'on pourrait presque qualifier d'heureux : l'été y est humide et doux, l'hiver presque sans neige. Elle porte à sa pointe sud-orientale la capitale et la ville la plus populeuse de la colonie : Victoria, admirablement située sur les bords d'une baie rocheuse. C'est une gracieuse cité anglaise, bien ombragée et munie d'eau pure en abondance.

L'archipel de la Reine Charlotte baigne également dans un climat fort doux.

Les grandes villes du continent sont : Vancouver, qui s'est élevée comme par enchantement au bord d'une crique bien protégée ; et New-Wesminster à l'embouchure du Fraser. Dans cette dernière ville, la moyenne annuelle de la température est de 8°,7 ; le mois le plus chaud est le mois de juillet avec une moyenne de 16°,6 et 31°,7 comme température extrême ; le mois le plus froid est janvier avec une moyenne de 1°,6 et — 9°,7 comme température extrême.

Il existe des sources sulfureuses à Harrison, une bourgade bâtie sur les bords du Fraser.

En remontant le Fraser on trouve encore sur ses rives la petite ville de Kamloops, au centre d'une vallée dont on recommande le séjour aux tuberculeux. Cette vallée pittoresque, située entre les monts rocheux et la chaîne des Cascades, à un climat très sec. Les tuberculeux qui

pourraient le plus bénéficier d'un séjour à Kamloops
sont ceux qui ont une tendance à la congestion chronique.

III. — Territoires du Grand Nord.

Le grand nord est la région du froid. La neige recouvre
la terre pendant huit à neuf mois de l'année ; pendant
les deux ou trois mois d'été seule une mince couche de
terre végétale se dégèle à la surface et permet à quelques
herbes d'y insérer leurs radicelles.

« Pendant le court été, les chaleurs paraissent souvent
intolérables à l'indigène : il passe à dormir une partie
considérable de haute température et de lumière, tandis qu'il emploie à la chasse, aux voyages, à la prépara-
tion des pelleteries, une bonne partie de la nuit d'hiver.
Quand le soleil se maintient durant les vingt-quatre
heures au-dessus de l'horizon, la température reste
presque sans changement de midi à minuit. Les sautes
de température coïncident avec les sautes du vent. Les
froids reviennent avec les courants atmosphériques de
l'est, du nord-est et même du sud-est, qui ont passé sur
une étendue considérable de terres : Groenland, terre de
Baffin, péninsules nord-est, Keewatin. Au contraire, les
vents du nord et du nord-ouest, qui soufflent sur de
grandes surfaces marines, apportent une température
relativement douce. Souvent, des derniers jours de décembre au commencement de février, ces vents se précipitent en orages avec une violence extrême, apportant
un air qui paraît tiède par le contraste ; parfois il s'en-
suit un dégel momentané et la couche de neige se recouvre de verglas. » (E. Reclus).

Il n'y a pas de villes dans ces immenses étendues,

mais seulement des forts de traite qui servent de lieux de rendez-vous et de ravitaillement. A Fort-Dunvegan la moyenne annuelle de la température est de — 1°,1, avec — 52° comme extrême de froid et + 32°,2 comme extrême de chaud. A Fort-Chippewayan, la température moyenne est de — 3°,6, avec — 45° comme extrême de froid et + 30°,5 comme extrême de chaud. A Fort-Rae la moyenne annuelle de la température est de — 5°,4 avec — 40° comme extrême de froid et + 25°,5 comme extrême de chaud. A Fort-Good-Hope on a vu le thermomètre descendre en janvier à — 53°.

III. — *Bassin du Winnipeg et versant de la mer d'Hudson.*

Cette région comprend les provinces d'Alberta, Saskatchewan, Assiniboia, Manitoba et Keewatin.

La zone nord-est de cette immense région est inhabitable : la température moyenne de l'année y est de — 10°. Même dans la région méridionale le climat est encore très rude : hivers froids (— 20° en janvier), étés chauds (+ 20° en juillet), sans presque de saisons intermédiaires. Les écarts de température sont énormes et peuvent atteindre 80 degrés. En été, les fortes chaleurs diurnes sont tempérées par une brise qui tourne avec le soleil, les nuits sont fraiches et souvent les rosées du matin diamantent les gazons.

A Winnipeg, la moyenne thermométrique annuelle est de + 2°,4, avec + 35° comme extrême de chaud et — 42°,4 comme extrême de froid, ce qui donne un écart de plus de 77 degrés. A Fort-York, la température moyenne de l'année est de — 6°,2, avec + 37°,2 comme extrême de chaud et — 42°,8 comme extrême de froid, ce qui donne un écart de 80 degrés.

Winnipeg qui s'appelle pompeusement la « cité reine de l'ouest », l' « Ombilic canadien », a brusquement surgi, comme Vancouver. Plus de vingt-cinq mille habitants circulent maintenant dans ses larges et longues avenues.

Banff est une station thermale où les visiteurs affluent plus nombreux chaque année. Pittoresquement située à 1370 mètres d'altitude, au cœur des montagnes Rocheuses, dans le district d'Alberta, elle élève ses maisons sur les bords des rivières Bow et Spray. L'hiver y est court : il commence en décembre et finit en février. Il pleut très peu; les jours sont ordinairement clairs et sans nuages. La température est variable en mars et avril, chaude et claire en mai; c'est pendant le mois de juin qu'il pleut; juillet, août, septembre et octobre sont très chauds et très secs, avec des nuits fraîches. Les sources de Banff donnent des eaux thermales sulfatées calciques qu'on recommande contre le rhumatisme, la goutte, la sciatique, les affections ganglionnaires, et surtout contre les affections tuberculeuses de la peau et des muqueuses. Mais Banff vaut autant par son climat que par ses eaux.

IV. — *Région des grands lacs et du Saint-Laurent.*

Cette région comprend les provinces d'Ontario et de Québec. La partie la plus méridionale jouit d'un climat qui rappelle assez celui de la France occidentale. Mais les autres parties du bassin ont des hivers plus longs et plus rudes, des étés plus chauds. Le printemps et l'automne passent rapidement et sont à peine marqués.

Les riverains du Saint-Laurent vantent la splendeur et la pureté de leurs hivers aux nuits étoilées, au froid vif et sec, et qu'ils préfèrent aux brumes, aux pluies et aux boues des hivers d'Europe. La neige tombe généralement vers la fin de novembre et elle disparaît au commencement d'avril.

Toronto, la capitale de la province d'Ontario, est située au bord du lac, sur un terrain sablonneux : elle est bien construite, avec de larges rues, des parcs nombreux. La moyenne annuelle de la température y est de 6°,7, la moyenne des mois d'hiver (décembre, janvier et février) de — 4°,5, celle des mois d'été (juin, juillet, août) de 19°,7. Un peu plus au nord, sur la même rive du lac, Cobourg est une ville universitaire, aux belles résidences, aux vastes parcs, aux larges rues ombragées.

Ottawa est la seconde ville de la province. Elle est bâtie sur un plateau rocheux qui domine la rive droite de l'Ottawa, en aval de la cascade dite de la chaudière et dont l'eau s'étale devant la cité en un bassin tranquille. Hamilton occupe également une situation des plus heureuses.

Port-Arthur, sur la rive occidentale du lac Supérieur, est une des villes les plus froides de la province. La température moyenne de l'année n'y est que de + 2°,3, la moyenne des mois d'hiver (décembre, janvier et février) est de — 14°,6, celle des mois d'été (juin, juillet et août) de + 15°,5.

La province d'Ontario est renommée pour sa salubrité. En particulier, la région du lac Muskoka où abondent les forêts de pins, a un climat sec où l'on respire un air pur et fortifiant. On y a construit un sanatorium pour phtisiques.

Enfin la province d'Ontario est riche en sources minérales : il en existe, en effet, à Winchester, à Preston, à Sainte-Catherine, près des chûtes du Niagara. Sainte-Catherine est basse et peu saine.

Il existe également des eaux sulfureuses dont on vante l'efficacité aux environs de London, une gracieuse cité, entourée de champs et de jardins, à mi-chemin entre le lac Huron et le lac Erié.

« Bâtie sur une montagne aux pentes abruptes, Québec tire de cette circonstance et de l'antiquité relative de plusieurs de ses quartiers, un air d'originalité qui manque à la plupart des villes américaines. Rues étroites, bordées de trottoirs en planches, souvent coupées par des escaliers ; enseignes se balançant au bout d'une tringle de fer comme dans nos petites villes de Normandie ; maisons basses et presque toutes construites en bois, ce qui explique la fréquence des incendies qui ont souvent dévoré les quartiers les plus populeux ; tout contribue à donner à Québec une physionomie particulièrement rare en Amérique, où les villes, alignées au cordeau et coupées à angle droit, semblent toutes découpées sur le même damier ». (E. Réveillaud). La moyenne annuelle de la température y est de 4°. La moyenne des mois d'hiver (décembre, janvier et février) y est d'environ — 10°, celle des mois d'été (juin, juillet et août) de 17°,7.

Des sites charmants surtout par leurs eaux courantes et leurs chûtes environnent Québec. Des villes d'eaux, toutes fort courues pendant la belle saison, s'étagent sur les rives du grand fleuve canadien : Tacouma, très aristocratique, avec hôtels et casinos ; Rivière-du-Loup et Kamouraska, plus modestes mais encore très fréquentées.

Montréal, plus populeuse, est aussi plus vivante et plus gaie que Québec, en même temps que moins froide.

La moyenne thermométrique annuelle y est de 7°,7, la moyenne des mois d'hiver (décembre, janvier et février) y est de — 7°,5, celle des mois d'été (juin, juillet et août) de 19°,6.

Dans la province de Québec, il existe des sources minérales à Abénaquis et Caxton. Il existe, en outre, trois ou quatre puits ou sources artésiens : l'un d'eux, le puits Laurentien, donne une eau alcaline légère que l'on a comparée à l'eau de Seltz ou mieux à l'eau d'Apollinaris. Mais les sources les mieux connues et les plus populaires sont celles de Calédonia, situées sur la ligne du Pacifique canadien, à peu près à mi-chemin entre Montréal et Ottawa : l'une est gazeuse, l'autre saline, l'autre sulfureuse, et la dernière chlorurée sodique. On vante leurs vertus contre le rhumatisme.

V. — *Provinces maritimes.*

Bien que se trouvant sous une latitude un peu plus méridionale, le climat de ces provinces ressemble à celui de l'estuaire du Saint-Laurent. Mais le voisinage de la mer exerce une action modératrice sur les écarts de la température qui sont moins considérables ; les froids de l'hiver sont adoucis par les vents du sud et les chaleurs de l'été tempérées par les brouillards de Terre-Neuve. Toutefois cette influence ne se fait guère sentir que sur le littoral et à l'intérieur les écarts de température sont bien plus prononcés.

L'hiver dure plus de la moitié de l'année avec des alternatives de ciel pur et neigeux. A un fugitif printemps succède un été que termine un automne aux gelées hâtives, aux âpres bises.

Le Nouveau-Brunswick ne compte guère qu'une grande

cité : Saint-John dont la température moyenne annuelle
est d'environ 5°. La phtisie et la lèpre sont très répandues dans toute la province.

La Nouvelle-Ecosse a un climat qui présente dans son
ensemble de grandes ressemblances avec celui de l'Ecosse
septentrionale. La température moyenne de l'année n'y
est pas supérieure à celle du Jutland situé à douze degrés
plus au nord. A Halifax, la ville la plus populeuse de la
province, la moyenne thermométrique annuelle est de
5°,8.

L'île du Prince-Edouard, dans le golfe du Saint-Laurent, contemple de près, par sa rive méridionale, le Nouveau-Brunswick et la nouvelle-Ecosse dont la sépare le
détroit de Northumberland. A Charlotte-Town, sa capitale, la moyenne annuelle de la température est d'environ 5°. Les îles voisines de la Madeleine ne sont que des
terres froides, brumeuses et stériles.

VI. — *Labrador.*

Le Labrador est un pays de froidure. La moyenne annuelle de la température y est de cinq à six degrés au-
dessous de zéro. L'hiver dure près de neuf mois de l'année et en janvier il n'est pas rare de voir le thermomètre
descendre à — 25°.

L'été commence en juin et finit en septembre ; mais
la période des chaleurs ne dure guère qu'une trentaine
de jours ; le thermomètre peut alors monter à 10° ou 12°
en juillet. Encore cet été n'est qu'une saison misérable
en raison des brusques changements de chaleur du jour
au froid de la nuit, des sautes du vent qui peuvent faire
varier le thermomètre de vingt degrés en quelques
heures.

VII. — *Terre-Neuve.*

Le climat de Terre-Neuve est de fer : sous un ciel presque toujours brumeux, elle voit des étés chauds et secs succéder à des hivers rigoureux. Les beaux jours sont rares, même aux mois de juillet et d'août et le brouillard les obscurcit souvent. D'octobre en avril, la terre se couvre de neige et les baies sont prises par les glaces.

Le caractère du pays s'harmonise d'ailleurs avec le ciel qui l'éclaire : les horizons sont pâles et sévères ; le soleil n'est pas fait pour eux. Il n'a pour beautés que les emportements de la mer, les voix du vent, la course des nues au-dessus de rochers sombres.

Saint-John's, la capitale, n'est pas une belle cité et son séjour est peu enviable. La température moyenne de l'année y est d'un peu plus de 5°. Le thermomètre n'y descend pas au-dessous de — 16° et il ne monte pas au-dessus de 31°. Les anémiques, les phtisiques, les rhumatisants y sont nombreux.

VIII. — *Saint-Pierre et Miquelon.*

Les îlots de Saint-Pierre et de Miquelon ont un climat âpre et humide, des brouillards épais, des vents glacés.

A Saint-Pierre, la moyenne annuelle de la température est d'environ 5° ; le thermomètre peut descendre à 20°, mais il ne dépasse jamais 23° en été.

Les premières neiges font leur apparition en novembre, mais ce n'est qu'en janvier qu'elles s'établissent d'une façon permanente, pour ne disparaître complètement qu'en avril. Les brumes ne sont fréquentes qu'en été. Elles durent quelquefois une semaine et même plus, sans discontinuer. Dès que les volutes de brume se déroulent au-dessus de Saint-Pierre, immédiatement la sirène à vapeur entre en mouvement. Un cri de taureau qu'on égorge se répète toutes les deux minutes, pendant six secondes.

Rien n'est plus changeant que le temps dans cette région. On a remarqué maintes fois que, dans la même journée, les vents font le tour du compas. Les personnes qui ont les bronches sensibles s'accommodent mal de ces brusques variations de température. Tel qui a été sans pardessus, le matin, est obligé de le remettre dans l'après-midi. On ne sait jamais s'il faut se couvrir ou se découvrir.

CHAPITRE III

Les Etats-Unis.

—

I. — *Climatologie générale.*

Lombard remarque avec juste raison qu'on observe
toutes les variétés du climat dans la vaste superficie oc-
cupée par les Etats-Unis. Au delà du 42° de latitude,
les hivers sont très rudes ; il tombe beaucoup de neige
pendant trois ou quatre mois. En été, les chaleurs sont
intenses pendant six semaines. La température s'élève
à mesure que l'on gagne le midi et jusque sur les bords
du golfe mexicain, où les saisons sont tout à fait tropicales. A mesure que l'on se rapproche des montagnes
rocheuses, le climat devient plus froid et plus sec, au
point de constituer des plaines sablonneuses où il ne
tombe jamais de pluie, en même temps que le sol se
couvre d'efflorescences salines qui, en quelques localités,
forment des étangs ou de grands lacs salés comme
celui de l'Utah. Sur les côtes du Pacifique, il règne
en Californie une grande uniformité de température et
il tombe peu de pluie, tandis que l'Orégon et l'état de

Washington sont. avec la Floride, des régions où il tombe d'abondantes pluies. Le ciel est plus habituellement clair qu'en Europe, surtout en été et en automne. Cette dernière saison y est si délicieuse qu'on la désigne sous le nom d'été indien.

D'après Mahé, le climat des déserts du nord de l'Amérique, comme celui des déserts de l'Asie, se renferme dans trois saisons : celle des pluies qui est fort courte, correspondant à la végétation, un été torride et un hiver très long. Ce climat se prolonge au nord jusqu'au port Union. Comme dans la steppe russe, toute végétation cesse en juillet. En mai a lieu l'épanouissement rapide des fleurs des prairies où dominent au nord les opontias à petites dimensions, les artémises et autres plantes des steppes. De novembre à mars, le Misouri demeure plus ou moins congelé, et la vie végétative s'y éteint complètement. Plus au sud, vers le Nouveau-Mexique et l'Arizona, l'hiver est moins rude et moins long, mais les sécheresses estivales prolongées jusqu'à l'hiver tuent la végétation. Peu connue, mais fort variable, la température des steppes Nord-Américaines est extrême : on a noté 4 degrés au-dessous de zéro, au mois de juin, dans le Nouveau-Mexique.

II. — *Pathologie.*

Quatre maladies caractérisent la pathologie américaine : la malaria, le choléra des enfants, la phtisie pulmonaire et la fièvre jaune. Elles y sont fréquentes et meurtrières. La fièvre jaune est endémique dans les états du midi, sur les bords du golfe mexicain, sur les côtes atlantiques et atteint quelquefois les états du nord, mais il est rare que les épidémies y soient graves et prolongées.

III. — *Région du versant Atlantique.*

I. *climat.* — Sur le littoral, la température normale décroît assez régulièrement du nord au sud. Dans les monts Appalaches, elle varie naturellement avec l'altitude.

Les étés du nord de la région sont souvent plus chauds que ceux de la Floride. Cette température paraît d'autant plus pénible à supporter que l'écart journalier du thermomètre est souvent considérable et qu'il subit des variations plus considérables du jour à la nuit que de l'été à l'hiver. Les ardeurs de ces étés sont entretenues par les vents qui soufflent fréquemment du sud et du sud-ouest.

Il pleut dans ces contrées un peu en toute saison. Il pleut plus souvent en hiver et au printemps, mais c'est pendant l'été que les pluies se déversent en plus grande abondance. Excepté dans la Floride, la neige hivernale blanchit plus ou moins longtemps le pays de ses aiguilles de glace. Les montagnes sont presque toujours voilées de nuages, poudrées de neige en hiver.

II. *Maine.* — Le pays est occupé en grande partie par des montagnes, des moraines, des plateaux lacustres. Sa capitale, Portland, est bâtie sur une péninsule en terrasse, abondamment pourvue d'eaux pures amenées du lac Sebago.

On compte dans le Maine six mois d'hiver très rigoureux et trois mois d'été très chaud. La température moyenne annuelle n'est que de + 6° à Portland qui se trouve pourtant sous la même latitude que Marseille.

« L'état du Maine possède de nombreuses villes temporaires, celles où se portent en foule les promeneurs et les baigneurs de New-York, de la Pensylvanie, de Washington, pendant la saison d'été. Les régions lacustres et les forêts du nord sont parmi les plus visitées. Mais aux portes mêmes des cités du littoral que de lieux charmants ! On peut juger de la variété infinie des paysages et de la facilité des excursions et des promenades en goëlettes et bateaux, à la vue du merveilleux archipel de Casco et des remparts de rochers boisés qui s'avancent dans la mer en longues péninsules parallèles. La grande île de Mount-Desert, sur la côte septentrionale, est la plus vaste et la mieux connue des baigneurs ; des milliers de familles se croiraient déchues de leur caste si elles n'allaient visiter Bar-Harbor ou telle autre station du Mount-Désert à la mode, fallut-il même camper sous la tente dans le voisinage des grands hôtels ». (E. Reclus).

III. *New-Hampshire.* — Cet état est en grande partie occupé par des montagnes. Ses grandes villes, Manchester, Concord, Nashua sont surtout des centres industriels.

Le climat est rude ; les fleuves gèlent en novembre, et la neige ne fond qu'en mai dans les comtés du nord. A Concord la température moyenne annuelle est de + 17°.

A quelque distance de la mer, dans les montagnes, s'élèvent des villas par centaines, sur les promontoirs, dans les clairières des bois, au bord des torrents. Pendant l'été elles sont peuplées d'une multitude de touristes et de valétudinaires.

IV. *Vermont.* — Cet état, riche en cascades, est traversé du nord au sud par les Green-Mountain. Sa capitale, Burlington, élève ses maisons sur les bords du lac Champlain.

Le climat de cet état est sain, mais froid en hiver.

V. *Massachusetts*. — Le climat est rude dans cette région, car il subit moins l'influence du gulf-stream que celle des courants arctiques. La moyenne annuelle de la température atteint à peine + 10° ; mais le thermomètre peut monter à + 37° en été et descendre à — 22° en hiver. Les cours d'eau sont gelés deux à trois mois par an ; mais la végétation se développe très vite au printemps ; les abricotiers et les pêchers fleurissent à la mi-avril, les pommiers et les cerisiers aux premiers jours de mai.

Les hommes se pressent en villes populeuses dans le « vieil état de la baie » : Salem qui se dresse sur une péninsule de granit : Lynn qui empeste l'odeur du cuir et celle du poisson ; Boston qui compte un demi-million d'habitants : sa voisine Chelsea qui est comme un Boston d'été ; Nantuchee qui est aussi un lieu de villégiature.

North-Adams, Pittsfield, Stockbridge sont visitées par les promeneurs d'été. Les thermes voisins de New-Lebanon-Springs qui jaillissent dans l'état de New-York, sont très fréquentés, surtout à cause du voisinage de la fameuse communauté des Shakers.

VI. *Rhode-Island*. — Le climat de cette région est doux, bien que la moyenne annuelle de la température ne soit que de + 9°.

Presque toutes les villes sont des groupes d'usines. Providence, la capitale, contient à elle seule plus du tiers de la population de l'état. Newport est le rendez-vous d'été des hommes les plus riches et les plus fastueux de l'Amérique du Nord. C'est le cercle aristocratique le plus jalousement fermé des Etats-Unis.

VII. *Connecticut*. — C'est encore une région très industrielle. On cite, parmi ses villes : Hartford, l'une des cités les plus somptueuses des Etats-Unis ; New-Haven dont les places et les avenues sont abritées par d'énormes ormeaux : Bridgeport, Norwalk et Stamford, célèbres par leurs plages de bains.

VIII. *New-York*. — Les diverses parties de l'état présentent de grandes divergences de température. Maritime à l'extrémité sud-est qui confine à l'Atlantique, il est continental partout ailleurs à cause de la haute barrière de montagnes interposée entre la mer et l'intérieur.

A Rochester, les extrêmes de chaud sont — 39° et les extrêmes de froid — 22°. Le port de Buffalo est parfois bloqué par les glaces jusqu'au milieu de mai, et l'Hudson a été gelé quelquefois pendant plus de quarante jours.

Cet état renferme la ville la plus populeuse des Etats-Unis : New-York. Malgré ses beaux quartiers aux larges avenues bordées de palais, la somptueuse capitale a encore des quartiers insalubres, des rues fangeuses. Mais elle a un parc admirable où, au milieu des pelouses, des bois, des rochers, des nappes d'eau, les promeneurs peuvent se croire en pleine campagne, loin de la cité. Et puis, d'autres parcs nombreux entourent la ville, découpés dans de vastes étendues de forêts, de côteaux, de lacs et de rochers. Ils sont avec la plage de sable fin de Coney-Island, le lieu de promenade favori des habitants de New-York et de Brooklyn.

Le climat de la ville de New-York est celui de l'état en général, mais avec une certaine atténuation des caractères les plus rudes ; toutefois les écarts de température sont encore considérables. La moyenne de la température de l'année y est de — 10°.6, celle du mois le plus chaud de — 24°.2, et celle du mois le plus froid de — 1°, 7.

La partie septentrionale de l'état ne porte point de

grandes villes. La foule ne s'y presse qu'en été, dans les hôtels et les villas des îles et les promontoires. Saratoga-Springs est la bourgade la plus fréquentée. Vingt-huit sources minérales, salines, sulfureuses, iodurées ou carbonatées y jaillissent du sol, presque au bord d'un petit lac. Dix kilomètres plus loin Ballston-Spa a aussi des sources minérales appréciées.

IX. *New-Jersey*. — Cet état est en quelque sorte le pays de villégiature des habitants de New-York et de Philadelphie qui, en été, se pressent sur ses plages.

Le climat est maritime et doux, sauf sur les hauteurs du nord. A Trenton la moyenne de la température est de + 10°,5 pour l'année, de + 21°,5 pour l'été, et de — 0°,1 pour l'hiver.

Les marécages maritimes du sud sont malsains.

Newark, Jersey-City, Trenton sont des villes très populeuses. Les autres cités sont des résidences d'été : telles sont Atlantic-City, Cape-May, ville de bains, ainsi que Long-Branch qui attire l'été les malades et les oisifs.

X. *Pensylvanie*. — Cet état « présente une étonnante variété de paysages et de terrains, grâce à sa division naturelle en trois zones : le littoral atlantique, le pays des montagnes et des vallées appalachiennes, et les terres occidentales, en partie recouvertes de débris glaciaires, qui s'inclinent vers le lac Erié et la vallée de l'Ohio ». (E. Reclus).

Le climat est très variable et atteint de grandes chaleurs et des froids extrêmes, mais seulement pendant quelques jours : l'été est rafraîchi par les brises du nord-ouest et l'hiver adouci par les vents du sud-est. La moyenne de la température est de + 0°,56 pour l'hiver, de + 10°,94 pour le printemps, de + 22°,94 pour l'été, et de + 12°, 50 pour l'automne.

Philadelphie est la ville la plus vaste du monde et loge facilement son million d'habitants, car elle peut se développer librement dans tous les sens. Malgré sa symétrie parfaite, elle a encore des quartiers qui sont des cloaques. Elle a, par contre, le parc de Fairmount, un des plus beaux du monde, un de ceux qui donnent le mieux l'illusion de la nature libre.

Scranton est une ville manufacturière sans places ni jardins, une cité où l'hygiène publique semble une quantité négligeable. Le séjour de Pittsburg n'est guère plus enviable : c'est une ville au ciel noir, a l'air presque irrespirable.

XI. *Maryland*. — La plus grande ville de l'état, Baltimore, est sortie de marais aujourd'hui comblés. C'est une des villes les mieux alimentées d'eau pure.

Le climat est doux, bien que le port de Baltimore gèle quelquefois. La température moyenne annuelle est de + 13°, celle de l'été de + 23° et celle de l'hiver de zéro.

XII. *Delaware*. — Ce petit état ne compte qu'une grande ville : Wilmington, bâtie sur les rives du fleuve Delaware.

Doux et sain au nord, le climat est fiévreux au sud.

XIII. *District fédéral*. — Sa capitale, Washington, est maintenant une grande cité dont les Américains ont fait une ville d'hiver. Sa réputation d'insalubrité n'est plus guère méritée : on l'a pourvue abondamment d'eau pure, on a transformé ses marais en parcs ombreux, planté de milliers d'arbres ses rues et ses places.

XIV. *Virginie*. — La région côtière est surtout formée de marécages et de forêts de pins. L'intérieur est beaucoup plus salubre.

Richmond, la capitale de l'état, est une ville riante et pittoresque, bâtie sur sept collines comme Rome et Byzance. Norfolk et Portsmouth, séparées par des bras de mer vaseux et sans profondeur, constituent la seconde agglomération urbaine de la Virginie.

Il n'y a guère de vallée dans les Alleghanies qui n'ait une ou plusieurs stations d'eaux thermales. La Virginie en possède le plus grand nombre, au moins une trentaine : Warm-Springs, Hot-Springs, Sulphur-Springs, Healing-Springs, Big-Springs, etc.

XV. *Caroline du nord*. — La capitale, Raleigh, occupe un site très salubre au milieu des forêts. Ashville est remarquable par l'éclat de ses fleurs et l'excellence de ses fruits.

XVI. *Caroline du sud*. — L'état a pour capitale officielle la petite ville de Colombia ombragée de chênes et de magnolias, sur la haute berge de la rivière Congaree. Charleston, plus importante, est une ville d'été et une station de bains de mer.

XVII. *Géorgie*. — La région montagneuse de la Géorgie attire l'été une multitude d'oisifs par son doux climat, par ses fraîches vallées, ses bois, ses cascades, ses splendides horizons. Sa capitale, Atlanta, est à 331 mètres d'altitude.

La ville la plus populeuse est Savannah, très agréable malgré ses rues sableuses.

XVIII. *Floride*. — Il n'existe en Floride que deux saisons bien tranchées : l'été et l'hiver. L'été dure du milieu d'avril à octobre ; c'est la saison des pluies ou des averses. Presque toute la péninsule, pendant l'été, est sujette à des ondées quotidiennes durant de quinze à vingt minutes, juste ce qu'il faut pour abattre la poussière et entretenir la belle teinte verte de la végétation. Pendant cette période le thermomètre oscille de 19° à 35°. Mais, même pendant les mois les plus chauds, les nuits sont toujours suffisamment fraîches pour rendre le sommeil possible.

L'hiver qui s'étend de la fin d'octobre au milieu d'avril est la saison sèche ; le ciel est sans nuages et le soleil brille presque constamment de tout son éclat. Le thermomètre oscille entre 10° et 20°. Le mois de mars est en général le plus agréable et le plus pur.

On n'a jamais à redouter en Floride ces vents froids qui sont si dangereux sur les côtes de la Méditerranée : d'un côté les eaux tièdes du golfe du Mexique, de l'autre le Gulf-Stream forment une barrière très efficace contre les violentes perturbations atmosphériques. Aussi il n'est pas de contrée au monde où la brise soit aussi douce, aussi caressante.

En somme, ce climat est l'un des plus salubres de tous les états de l'Union. Pourtant il faut reconnaître que si la douceur des hivers attire les riches malades du nord, phtisiques ou autres, vers quelques sanatoria du littoral floridien, les colons et les travailleurs redoutent instinctivement la molle température de ces régions.

Jacksonville est le centre d'attraction pour les touristes et les valétudinaires. Des bosquets d'orangers l'environnent, comme Sainte-Augustine, située plus au sud. En face de La Havane, Key-West étale ses villas au milieu des cocotiers, des magnolias et des manguiers.

IV. — *Région des grands lacs et du Mississipi.*

I. *Climatologie.* — Toute cette région a des étés brûlants et des hivers rigoureux ; et ces extrêmes se font sentir d'une manière d'autant plus cruelle que les sautes de température sont parfois presque soudaines. On a constaté des variations thermométriques de 25° en un jour. Ces brusques passages du chaud au froid ou inversement sont produits par le déplacement de

« vagues » aériennes dans l'océan atmosphérique : « hot waves » ou vagues chaudes et « cold waves » ou vagues froides.

Pourtant la contrée riveraine des grands lacs est soumise à leur influence régulatrice et échappe partiellement à la violence des extrêmes de température.

Les pluies les plus abondantes tombent au commencement de l'été, en mai et juin, dans presque toute la région mississipienne ; mais il pleut tous les mois de l'année, et c'est en janvier et février qu'ont été constatées les plus longues périodes de sécheresse.

« Les extrêmes de température, caractéristiques du climat américain, favorisent l'évaporation, surtout dans les plaines nues de l'ouest ; la sécheresse de l'air y devient telle que, même en plein soleil, le voyageur transpire rarement. Les pluies se produisent soudain, sans être précédées par une lente accumulation de vapeurs aériennes, et, sitôt l'averse tombée, l'atmosphère reprend sa pureté relative. Les brouillards, les rosées sont des phénomènes presque inconnus... La sécheresse de l'air ne serait-elle pas aussi, suivant une hypothèse acceptée avec faveur, la cause principale de ce tempérament maigre, sec et nerveux qui distingue les américains de leurs ancêtres européens ? » (E. Reclus).

Les moustiques sont aussi un des fléaux du pays, principalement dans certaines parties du Minnesota et du Dakota, au bord des lacs et des rivières. « Il n'est pas rare que des bœufs et des chevaux restés sans abri pendant les nuits d'été périssent de la piqûre des moustiques. Naguère les Sioux faisaient mourir leurs captifs en les soumettant, le corps nu, à l'exquise torture d'une nuit passée en plein air ». (E. Reclus).

II. *Virginie occcidentale.* — La Virginie occidentale, contenue presque toute entière dans le bassin de l'Ohio, est montueuse ou du moins accidentée dans toute son étendue. Elle n'a pas de ville qui compte 50.000 habitants.

III. *Ohio*. — Le pays n'est, de l'Erié à l'Ohio, qu'une succession de champs, de prairies, de bosquets et de vergers. Cleveland est une grande ville aux rues larges et droites, presque toutes ombragées d'érables ; ses maisons de plaisance, ses bosquets et ses jardins s'étendent en vastes faubourgs sur les collines. Cincinnati, plus grande et plus populeuse encore, a autant d'arbres et de verdures ; ses villas aussi envahissent les collines environnantes.

IV. *Indiana*. — Dans cette plaine onduleuse qui se relève en plateaux arrondis vers les faites de partage, on trouve deux grandes villes : Evansville, sur les bords de l'Ohio et Indianapolis, une des plus grandes villes de l'ouest en même temps qu'une des plus propres et des mieux tenues.

Le climat est extrême, avec de brusques variations. La moyenne de la température est de — 14° pour l'année, de + 25° pour l'été et de + 3° pour le printemps.

V. *Illinois*. — Le climat est continental : froid en hiver, chaud en été. En hiver dominent les vents du nord et du nord-ouest, en été ceux du sud et du sud-est. Il gèle dès la fin de septembre.

En été, les fièvres sont fréquentes dans les bas-fonds.

La ville principale de cette province où les cultures ont remplacé la prairie de hautes herbes, est Chicago, une cité sans ombrage. La température moyenne annuelle y est de 9°, 3, la température moyenne de l'été de 19°, 9, celle de l'hiver de — 5°, 7 ; on a noté comme extrême de chaud 37°, 2, et comme extrême de froid — 10°, 6.

VI. *Michigan.* — L'état compte deux grandes villes : Détroit dont les rues géométriques occupent une superficie de trente kilomètres carrés ; Grands-Rapids qui possède des sources salines dans son voisinage.

Le climat de la péninsule sud-orientale est tempéré par la masse lacustre et ressemble aux climats maritimes ; le climat de la péninsule nord-occidentale est nettement continental et fort rude.

La température moyenne annuelle est de + 8°,5 à Détroit et seulement de + 4°,9 à Marquette. Le détroit de Mackinaw est gelé du 1ᵉʳ décembre au 1ᵉʳ mai.

VII. *Wisconsin.* — Le climat de l'état est relativement doux, surtout dans la région méridionale. Milvaukee élève ses maisons aux briques blanches sur une longueur de dix kilomètres sur les falaises qui dominent le lac Michigan : ses rues sont d'une propreté exemplaire et elle n'a aucun quartier d'aspect sordide. La capitale, Madison, est une gracieuse cité qu'embellissent les gazons, les fleurs et les eaux pures venues des trois lacs qui lui font une ceinture d'azur.

VIII. *Kentuchy.* — Dans cette région fertile en tabac, Lexington vante l'ampleur de ses rues et de ses places, la magnificence de ses ombrages. Mais les grandes cités sont Louisville, puis Covington et Newport qui n'en font qu'une.

Le climat est tempéré et sain. La moyenne annuelle de la température est de + 12°,5. L'hiver dure de la fin de novembre aux premiers jours d'avril ; il est doux et pluvieux. L'été et l'automne ont généralement un ciel serein ; c'est une saison sèche où prévaut le vent du sud-ouest.

IX. *Tennessee.* — La capitale, Nashville, est une belle cité, bâtie sur les bords de la rivière Cumberland. Memphis est moins heureuse : elle est environnée de marais insalubres ; ses rues sont sales et mal entretenues et elle manque d'eau pure.

La température moyenne est, à Memphis, de 16°, 2, la température moyenne de l'été de 25°,8, celle de l'hiver de + 5°,6 ; on à constaté comme extrême chaud 36°,7, et comme extrême de froid — 16°,7.

X. *Alabama*. — Les grandes villes de la région sont Birmingham et Mobile.

Birmingham est une ville d'usines, pleine de bruit et de fumée. Des bosquets d'orangers font à Mobile une ceinture odorante.

Le climat est tempéré et généralement salubre ; toutefois le sol est marécageux et infertile aux abords des cours d'eau.

XI. *Mississipi*. — Bien qu'elle porte peu de grandes villes, cette région est très avantagée au point de vue du climat.

A Vicksburg, la plus grande agglomération urbaine de l'état, la moyenne de la température annuelle est de 18°, 7, la moyenne de l'été de 27°, celle de l'hiver de + 10° ; on a constaté 38°, 3, comme extrême de chaud et — 12°, 2, comme extrême de froid. Natchez est dans un site admirable ; elle étage ses maisons enguirlandées de fleurs sur une falaise escarpée.

XII. *Minnesota*. — Le Minnesota est un pays froid. A Duluth la moyenne annuelle de la température n'est plus que de 4°, 4, la moyenne de la température de l'été de 17°, 1, celle de l'hiver de — 12°, 1 ; si le thermomètre peut monter à 37° en été, il peut descendre à — 39° en hiver. A Saint-Paul la moyenne annuelle est un peu plus élevée : 6°, 7 ; les étés sont un peu plus chauds avec une moyenne de 19°,6 et 37°,8 comme extrême de chaud ; la moyenne de l'hiver est de — 12°,6 et le thermomètre peut s'abaisser à — 39°, 5. Le climat de Minneapolis est le même que celui de Saint-Paul.

XIII. *Dakota.* — Le Dakota du nord et le Dakota du sud n'ont pas encore vu s'élever de grandes villes dans leurs vastes plaines fréquemment désolées par la sécheresse.

XIV. *Iowa.* — Le climat de cette contrée est continental, relativement tempéré et très sain. La moyenne de la température est de + 10° pour l'année, de + 23° pour l'été et de — 3° pour l'hiver.

Des grandes villes de cet état, Des Moines, Sioux-City, Dubuque, Davenport, Dubuque est la mieux située et la mieux alimentée d'eau pure.

XV. *Nebraska.* — Sur le long parallélogramme découpé dans la région des steppes s'élèvent quelques grandes villes : Omaha, sur la rive du Missouri, et Lincoln surgie comme par enchantement dans les plaines de l'intérieur.

La température moyenne de l'année est de + 9°,5, celle de janvier de — 5°,6 et, celle de juillet de + 5°. Les orages sont fréquents dans la prairie.

XVI *Missouri.* — La ville la plus populeuse de l'état est Saint-Louis qui compte un demi million d'habitants. La moyenne de la température annuelle y est de 13°, la moyenne de l'été de 23° et celle de l'hiver de — 1°, 7 ; le thermomètre peut monter en été à 41°, 3 et descendre en hiver à — 27°, 2. Kansas-City-et Saint-Joseph sont des villes d'usines.

XVII. *Kansas.* — Dans cet état qui fut jadis un désert, les sécheresses sont encore à redouter et peu de grandes villes s'y élèvent. Le climat est continental et de plus en plus sec à mesure qu'on s'avance vers l'ouest. L'hiver est très froid, mais court ; l'été est très chaud.

XVIII. *Arkansas.* — Seule Little-Rock, la capitale

de l'état, est une ville de quelque importance. Mais de nombreuses sources thermales y attirent en été les touristes et les malades. La plus chaude de ces sources a une température de 67°.

Le climat de l'Arkansas est tempéré, mais sujet à de fréquentes et brusques variations, car le territoire est peu protégé contre les vents froids du nord.

XIX. *Territoire indien et Oklahoma.* — Des villes ne se sont pas encore élevées sur ces territoires dont les Indiens vont bientôt se voir chassés.

XX. *Louisiane.* — La Louisiane comprend encore une grande étendue de lacs, de bayons, de marais et et de terrains noyés. Bâton Rouge, la capitale de l'état, est dans une situation des plus salubres. Mais la grande ville est New-Orléans. C'est une grande et belle ville où, dans les quartiers élégants, les maisons s'entourent d'orangers, de jasmins et de magnolias ; mais elle est trop humide ; la malaria n'y est pas inconnue et la fièvre jaune l'a fréquemment décimée. La température moyenne de l'année y est de 20°,7, celle de l'été de 28°, celle de l'hiver de 14°,4 ; le thermomètre ne dépasse jamais 36° et ne descend pas au-dessous de — 9° ou — 10°.

XXI. *Texas.* — Le Texas est le pays des plaines immenses. Le climat est tropical sur la côte humide et malsaine, tempéré dans la zone médiane, rude sur le plateau.

Fort-Worth est en train de devenir une grande ville grâce à l'excellence de son climat et à l'abondance des eaux que lui fournissent ses puits artésiens. Austin est dans une situation presque aussi privilégiée. Pourtant les grandes villes sont San-Antonio-de-Bexar et Dallas.

Le lac acide du Texas (Sour Lake), situé dans la

région sud-est de l'état, est une vraie station thermale champêtre. Ce lac est la collection de dix-neuf sources différentes dont plusieurs sont sulfureuses ou acidulées.

V. — *Versant du Pacifique.*

I. *Climatologie.* — Les hautes terres qui avoisinent les montagnes rocheuses et la Sierra Nevada ont un climat extrême : froidures hivernales excessives avec fortes chaleurs pendant l'été. « Dans ces régions soustraites à l'influence modératrice de la mer, les alternations du climat journalier présentent des extrêmes analogues à ceux du climat annuel : toutes les conditions s'y trouvent réunies pour causer chaque jour une grande variation de température. La rareté des nuages, la teinte grise du sol aride facilitent l'accumulation de la chaleur dans les couches basses de l'atmosphère aux heures où le soleil est au-dessus de l'horizon. Pendant les nuits, c'est le contraire : des causes analogues activent le rayonnement. Le manque d'humidité dans ces régions « californiennes » ou de la « chaude fournaise » est d'autant plus remarquable que les vents soufflent ordinairement de la mer et vont par conséquent chargés d'une proportion de vapeurs considérable ; mais, en passant sur les plateaux et les déserts du bas Colorado, ces vents, se réchauffant encore davantage, dissolvent une part de vapeurs plus forte, et leur humidité ne se décharge en pluies que sur les montagnes de l'intérieur ». (E. Reclus).

Sur la zone littorale le climat est plus doux et la température plus égale. En raison de l'uniformité de la pression barométrique, les orages sont très rares.

La région montagneuse est une des aires les moins humides de la terre. Sur le littoral du Pacifique les pluies vont en augmentant du sud au nord.

II. *Montana*. — Cette région, trop montueuse et trop froide, ne porte pas de grandes villes. Des sources thermales jaillissent à quelques kilomètres d'Helena, sa capitale.

Le climat est humide et doux au nord-ouest dans les vallées, sec et froid au sud et à l'est dans la prairie. A Fort-Owen, la moyenne de la température est + 8° pour l'année, de + 4° pour l'hiver et de + 21° pour l'été.

III. *Idaho*. — La partie septentrionale est encore très montueuse, pays de forêts et de paturages ; les plaines du sud sont plus fertiles et plus peuplées.

IV. *Wyoming*. — Comme les états précédents, le Wyoming est trop élevé pour que la population puisse s'y grouper en grandes agglomérations urbaines. Cheyenne, la capitale, est à 2147 mètres d'altitude.

Le Parc National occupe l'angle nord-occidental de l'état, près des sources de la Yellowstone et du Missouri. En été un grand nombre de touristes viennent voir ses geysers. Pendant les mois de juin, de juillet et d'août, le climat est pur et fortifiant, les orages et les pluies y sont rares, mais le thermomètre descend souvent, même à cette époque, à 3 ou 4 degrés au-dessous de zéro.

V. *Colorado*. — Cet état a des cimes neigeuses, de hautes courbes, des gorges profondes, des plaines fertiles et bien irriguées ; il a aussi un air pur et un climat excellent. Sa capitale, Denver, occupe un site incomparable. Située à 1624 mètres d'altitude, elle domine à l'est une vaste étendue de plaines ; à l'ouest se dressent les cimes neigeuses du Colorado. Leadville est située à plus de 3100 mètres d'altitude. Bien que ce soit avant tout une ville ouvrière, c'est aussi une ville de séjour estival : des établissements de bains et de villégiature ont été fondés dans les vallées et sur les montagnes environnantes.

Entre Denver et Pueblo, se trouve Colorado-Springs, ville de bains et de luxe très fréquentée : on l'appelle la « cité des millionnaires ».

VI. *Utah*. — La grande ville de l'état est Great-Salt-Lake-City, la cité des Mormons. C'est une des villes les plus propres et les plus salubres de l'Amérique ; ses rues sont ombragées et arrosées d'eaux courantes. Sur le haut plateau où elle est bâtie, les saisons se suivent avec une grande régularité. Après les pluies de l'automne, les ouragans et les tourmentes de neige de l'hiver ; puis, après une courte période de vents et de pluie appelée le printemps, six mois d'été, c'est-à-dire de soleil, de chaleur, de sécheresse. La moyenne annuelle de la température y atteint à peine + 7°.

Le manque de pluie, la poussière, et, pendant la seconde moitié de la saison chaude, les mouches, sont les grands fléaux de la « vallée des saints ».

VII. *Nouveau-Mexique*. — Le climat est sec ; il ne pleut qu'en été, de juillet à octobre. A Santa-Fé qui se trouve à 2312 mètres d'altitude, la moyenne annuelle de la température est de + 10°,3 ; mais le thermomètre peut monter en été à + 31° et descendre en hiver à — 21°.

L'état ne compte pas de grandes villes. Sa capitale, Santa-Fé, la ville la plus ancienne de l'Union nord-américaine, a conservé son aspect de vieille cité, aux rues inégales, aux maisons basses.

Au nord de Santa-Fé, près du village de Jemez, jaillissent par dizaines les sources thermales dites Ojos Calientes près desquelles accourent un grand nombre de malades.

VIII. *Arizona.* — Sur ce territoire découpé dans la zone aride on ne rencontre pas une ville de 10.000 habitants.

Le climat est en général sec. La neige s'accumule parfois sur les montagnes qui dépassent 1500 mètres. Sur les plateaux, les étés sont étouffants ; mais, à quelque distance dans les vallées bien protégées et sur.les bords des rivières, on trouve des climats locaux que les voyageurs déclarent délicieux. En général, on peut dire que l'Arizona appartient à un climat continental et extrême.

IX. *Névada.* — Les villes de la région, Virginia-City et Carson-City, ne sont guère que des bourgades : elles sont bâties au milieu des montagnes et des rochers.

X. *Washington.* — Bien que le climat soit rude sur les hauteurs, cette contrée est des plus salubres et une de celles où s'acclimatent le mieux les Anglo-Saxons.

XI. *Oregon.* — Le climat est pluvieux dans la zone côtière, de novembre à avril ; il tombe peu de neige et les orages sont rares. Dans les vallées boisées la température est douce : + 11°,7 pour la moyenne de l'année, + 20° pour celle de l'été et + 4° pour celle de l'hiver.

Portland est une ville de commerce ainsi que Oregon-City ; mais la capitale, Salem, est une cité gracieuse, construite au milieu d'une prairie parsemée de bouquets d'arbres.

XII. *Californie.* — « Par les avantages de son climat égal et tempéré, la Californie, de toutes les contrées nord-américaines, paraît le mieux convenir au séjour de l'homme ». (E. Reclus).

Sacramento, la capitale, est bâtie sur un terrain bas, au confluent de deux cours d'eau. Mariposa se remplit pendant la saison d'été de touristes qui vont visiter la vallée du Yosémite.

San Francisco s'étend sur plus de cent kilomètres carrés. Malgré le voisinage des marais salants et des bas-fonds palustres, elle jouit d'un climat sain, toujours tempéré. On n'y endure pas de ces journées accablantes comme cela arrive sur les bords de l'Atlantique, ni de ces froids sibériens qui règnent dans l'est. Le mois le plus chaud est le mois de septembre ; la température peut exceptionnellement monter à 38°. Le gel et la neige sont presque inconnus. Toute l'année le soleil brille dans un ciel parfaitement bleu ; la température est rafraîchie par la brise de mer qui s'élève vers les dernières heures du matin et tombe avec le crépuscule. Malheureusement cette brise, en passant à travers les collines de sable, soulève des tourbillons de poussière qui viennent s'abattre dans les rues de la ville.

M. Ed. Cotteau fait, à propos du climat de San Francisco, les remarques suivantes qui méritent d'être enregistrées : « Le climat de San Francisco est fort singulier : contrairement à ce qui se passe dans l'hémisphère nord, l'été est la saison la plus froide. Une brise glaciale venant du nord-ouest ne cesse de souffler pendant les mois de juin, juillet et août. Alors il ne pleut jamais, pas plus qu'en septembre et octobre. Durant ces deux derniers mois, la température s'élève sensiblement. Toutefois, chaque soir, le vent du nord souffle avec force. Il serait imprudent de sortir alors sans être chaudement vêtu. A partir de la mi-novembre, les pluies commencent à tomber pour ne cesser définitivement qu'au mois de mai. C'est, au dire des habitants, la saison la plus agréable de l'année. Le vent du nord a cessé de souffler ; une brise constante venant du sud échauffe l'atmosphère et entretient une température égale, ni trop chaude ni trop froide. Ce singulier climat est du reste particulier à la ville de San Francisco. De l'autre côté de la baie il est tout différent ; les saisons y suivent leur cours régulier ».

San-Jose, grâce à ses eaux abondantes, est, avec Santa-Clara, un des jardins de la Californie.

Los Angeles, que les Espagnols appelaient la « Reine des Anges », a le climat le plus doux de l'Amérique. On y mange des fraises pendant tous les mois de l'année. Aussi les Américains en ont fait un sanatorium très fréquenté. Les bains de mer voisins de Santa-Monica en sont comme une dépendance.

San-Diego est aussi, grâce à l'égalité de son climat, une des villes les plus agréables de l'Amérique du nord, et, comme Los Angeles, un sanatorium pour les valétudinaires.

CHAPITRE IV

Le Mexique.

—

I. — *Climatologie générale.*

« Que du golfe du Mexique à l'est, de l'océan Pacifique à l'ouest, des terres basses de l'isthme de Téhuantépec au sud, on marche sur Mexico, Puebla, Guadalajara, Guanajuato, ou sur n'importe quelle grande ville mexicaine, on a toujours devant soi de hautes montagnes à gravir. » (O. Reclus). Il en résulte que le Mexique se trouve divisé, au point de vue clamatologique en trois zones : zone chaude, zone tempérée, zone froide.

La région chaude (tierras calientes) occupe les bords des océans Atlantique et Pacifique, ainsi que les pentes intermédiaires qui s'élèvent jusqu'à 400 à 500 mètres au-dessus du niveau des mers. La température moyenne y atteint +25°. C'est « la zone éclatante, à la fois propice et fatale, où c'est l'homme qui végète et la plante qui vit ». En effet, la nature végétale y est d'une puissance exubérante, par l'excès même de la température et l'abondance des eaux courantes. Les vents alizés arrivent de ce côté chargés de l'humidité qu'ils ont recueillie dans leur longue course sur la surface de l'océan. C'est la région des cultures tropicales. Mais la plupart des ports sont désolés par la fièvre jaune et la fièvre malarienne.

Au-dessus, à mi-hauteur du plan incliné, jusqu'à 2000 mètres d'altitude, s'étend la zone tempérée (tierras templadas) : la température moyenne annuelle y est de 18° à 20° et le thermomètre y éprouve si peu de variations d'une époque de l'année à l'autre qu'on y jouit d'un printemps perpétuel. C'est une région délicieuse : la végétation y est aussi active et aussi vigoureuse que sur le littoral, mais sans son ciel embrasé et ses miasmes empestés. « Elle est exempte de ces myriades d'insectes incommodes ou venimeux qui pullulent dans la région basse de la terre chaude et y font le tourment de l'homme. On y respire l'atmosphère pure du plateau sans en subir les passagères fraîcheurs et l'air vif, dangereux aux poitrines délicates. La zone tempérée est un paradis terrestre quand l'eau y abonde, comme à Xalapa et dans quelques autres districts, où les glaciers éternels de quelques montagnes, tels que le pic d'Oribaza et le Cofre de Perote, se chargent d'en fournir aux sources toute l'année. » (M. Chevalier).

Au-dessus de la zone tempérée se déploient les terres froides (tierras frias) où le climat est cependant fort doux. La température moyenne de Mexico et d'une bonne partie du plateau de l'Anhahuac est de 17°. C'est seulement un peu moins que celle de Naples et de la Sicile, et c'est celle des trois mois de l'été à Paris. Pendant la saison d'hiver la chaleur du jour à Mexico est de 13° à 14° et en été le thermomètre à l'ombre ne dépasse pas 26°.

En somme le plateau de l'Anhahuac est caractérisé

par une température printanière qui s'étend à toute l'année, par une atmosphère raréfiée où l'oxygène est beaucoup moins dense, l'évaporation plus rapide et la circulation capillaire plus active.

Cette délimitation des zones climatériques n'est pas toujours nettement tranchée ; elles se fondent presque partout l'une dans l'autre par transitions successives. Mais, dans son ensemble, le Mexique est un pays chaud, et le plateau d'Anhahuac est un pays tempéré suspendu au-dessus de la zone tropicale. La zone des terres tempérées, sur les deux versants de l'Atlantique et du Pacifique, jouit véritablement d'un printemps perpétuel, sans grands froids en hiver, sans chaleurs intolérables en été ; dans chaque vallon coule un ruisseau ; une végétation touffue entoure chaque demeure et les arbres de l'Europe s'y mêlent à ceux de l'Afrique.

Les vents dominants au Mexique sont le norte ou vent du nord, parfois très violent dans le golfe du Mexique et sur la côte orientale, et le sur ou vent du sud, très dangereux de mai à octobre, sur la côte occidentale.

L'année n'a que deux saisons ; l'été ou saison des pluies (tiempo de aguas) et l'hiver ou saison sèche (tiempo de secas). Ces deux saisons se succèdent brusquement, presque sans transition et sans changement sensible de température. La différence est moins tranchée à mesure qu'on s'avance vers le nord et les pluies y commencent plus tard.

En général, les pluies commencent à tomber vers le milieu de mai ; les nuages alors s'abattent en averses fréquentes. On voit d'ordinaire naître l'ouragan indiqué par un grand nuage noir qui se dresse du côté de la mer, comme un torse immense, aux membres à demi tronqués : c'est le giganton ou géant qui bientôt envahit tout le ciel. « Aux heures de l'après-midi les nuages crèvent, illuminés d'éclairs, accompagnés de foudre : les Aztèques y reconnaissent la voix d'une divinité, le Tepeyolotl ou Cœur-de-la-Montagne, résonnant en longs échos sur les rochers. Aux averses soudaines succède une pluie continue qui dure ordinairement jusqu'à la tombée de la nuit ; le ciel se nettoie et les voyageurs peuvent reprendre avec confiance leur route interrompue pendant les jours d'orage : à l'aube du jour, les vents ont déjà desséché le sol ». (E. Reclus).

Les pluies tombent ainsi pendant les mois de juin, juillet et septembre, entrecoupées de jours sereins et de courtes périodes de sécheresse. En octobre, les pluies ont cessé ; quelques sommets se couronnent de neige ; le manque d'humidité et non la froidure dépouillent les arbres de leurs feuilles.

II. — *Nosologie.*

Le Mexique est un pays sain. Pourtant l'acclimatement y est difficile pour les Européens. Dans les régions basses ils ont à redouter, outre la malaria et la fièvre jaune, les ardeurs d'un climat tropical ; dans les régions hautes, c'est le manque d'oxygène qui les anémie, surtout pendant les mois de mars, avril et mai, la vapeur d'eau manquant pour aider aux fonctions respiratoires.

L'impadulisme, la dysenterie et la fièvre jaune sont le bilan des régions basses.

L'anémie, les inflammations thoraciques et le typhus sont l'apanage des hautes régions mexicaines. Le goître n'est pas rare dans les fonds humides et la géophagie est très répandue chez les femmes des régions méridionales.

III. — *Basse-Californie.*

La capitale de cette longue péninsule est La Paz, bâtie sur la rive méridionale de la baie du même nom. Des jardins l'entourent contrastant avec l'aridité des roches et des sables environnants.

Loreto est célèbre dans toute la région par son Ojò caliente ou fontaine bouillante près de laquelle accourent chaque année des milliers de pèlerins.

IV. — *Région du Nord.*

I. *Sonora.* — Les hommes sont très clairsemés sur ces terres pourtant fertiles. La ville la plus populeuse, Hermosillo, a grandi soudain au pied d'une colline dont les dalles porphyriques rendent sous le choc un son argentin et qu'on appelle le Cerro de la Campana (le mont de la cloche).

Le climat est salubre, sans excès de froid ni de chaleur, mais sec quoiqu'il pleuve de juin à septembre.

II. *Sinaloa.* — La partie littorale est située dans les terres chaudes, et les montagnes, où pousse le chêne, dans les terres tempérées.

La capitale de l'état est l'antique Culiacan, située dans une baie de verdure qu'entoure un demi-cercle de montagnes.

La port de Mazatlan a une température moyenne dé 24°,3 ; le thermomètre peut monter à 34° ou 35°, mais il ne descend jamais au-dessus de 9°.

III. *Chihuahua.* — Le climat est tempéré. La capitale,

Chihuahua, est bâtie à 1400 mètres d'altitude, au milieu de jardins.

IV. *Durango*. — Le Durango est une région élevée, froide en hiver, sans chaleurs excessives en été, peu humide. La capitale, Durango, est bâtie à 1926 mètres d'altitude. Elle est environnée de belles promenades d'où l'on domine un vaste et incomparable horizon.

V. — *Région du nord-est.*

I. *Coahuila*. — La capitale, Saltillo, est située à l'angle sud-oriental du pays, dans une haute vallée. La moyenne annuelle de la température y est de 16°,1 ; le thermomètre peut monter à 33°,6, mais il peut aussi descendre à — 2°,5.

II. *Nuevo-Léon*. — La capitale, Monterey, occupe le centre d'un cirque qu'entourent des montagnes d'un aspect hardi, nues sur les flancs, déchiquetées à la cime. La ville est entourée de vergers et d'orangeries. Bâtie à 480 mètres d'altitude, elle est encore dans les terres chaudes : la moyenne de la température y est de 21° ; pendant les chaleurs de ses longs étés, elle peut atteindre 33° ; mais elle ne descend pas au-dessous de 11° en hiver.

III. *Tamaulipas*. — Le climat de cet état est chaud et humide sur la côte du golfe, et un peu plus froid et plus sec à l'ouest de la Sierra-Madre.

Matamoros est bâtie au milieu des savanes et des marais. La ville la plus populeuse de la région, Tula de Tamaulipas, est bâtie sur un plateau, à 1220 mètres au-dessus du niveau des mers. Tampico est entourée d'eaux stagnantes qui la rendent insalubre ; sa voisine Panuco

est plus saine, et les habitants de Tampico en ont fait
un lieu de villégiature.

VI. — *Région du centre.*

I. *Zacatecas.* — Fresnillo est située à 2200 mètres
d'altitude. Au milieu de ravins profonds et sinueux,
Zacatecas n'est plus qu'à 1540 mètres d'altitude; la
moyenne annuelle de la température y est de 14°,3, le
thermomètre peut monter à 30°,2 et descendre à
— 4°.

Des sources thermales peu ou point utilisées jaillissent
en plusieurs endroits du Zacatecas.

II. *Aguascalientes.* — Ce petit état compte une
grande ville : Aguascalientes, gracieuse cité aux boule-
vards ombreux et très fréquentée pour ses eaux thermales sulfureuses dont la température varie de 25°
à 38°.

On trouve à l'est de cette région des plateaux qui appartiennent aux terres froides et dont l'altitude est de
1660 mètres ; la partie occidentale, au contraire, appartient à la zone des terres chaudes.

III. *San Luis Potosi.* — Cette région salubre est favorisée d'un climat magnifique. Sa capitale, San Luis
Potosi, est bâtie à 1890 mètres d'altitude, au milieu de
jardins ; la moyenne annuelle de la température y est de
16°,9, avec 33°,9 comme extrême de chaud, et + 1°,7
comme extrême de froid.

IV. *Guanajuato.* — Guanajuato, la capitale, est une
de ces villes que la recherche de l'or a fait surgir, à
2031 mètres d'altitude, du fond d'un étroit ravin, entre
des roches nues et déchirées. La moyenne annuelle de
la température y est de 17°,6; on y a observé 31°,1

comme extrême de chaud et — 1°,2 comme extrème de froid.

Leon de los Aldamas est située dans une plaine fertile dont le climat est agréable ; la moyenne annuelle de la température y est de 18°,9, avec 34° comme extrème de chaud et + 2°,3 comme extrème de froid.

Celaya est une ville de bains fréquentée.

VII. — *Versant du Pacifique.*

I. *Tepic.* — La capitale, Tepic, est bâtie à 900 mètres d'altitude, au milieu de vergers et de jardins, sur le rebord d'un plateau de pierre ponce d'où l'on voit la mer à ses pieds. C'est une ville saine, avec des places ombragées de frènes majestueux, des rues propres, des maisons bien construites.

II. *Jalisco.* — La capitale, Guadalajara, est bâtie à 1552 mètres d'altitude ; pourtant la moyenne annuelle de la température y est de 22° ; elle peut monter à 35°, et on a constaté des froids de 5°. Les riches habitants de la cité ont leurs villas à quelques kilomètres à l'ouest, sur les collines de San Pedro.

III. *Colima.* — A 450 mètres d'altitude, Colima est souvent visitée par les fièvres ; les habitants sont alors obligés de se réfugier au village de Tonila, perché sur une terrasse d'où l'on voit tout le groupe des volcans des alentours. A Colima la moyenne annuelle de la température est d'environ 25°.

Le port de Manzanillo est très insalubre pendant les mois de sécheresse ; on peut s'y abriter avec moins de dangers pendant la saison des pluies, de mai à octobre.

IV. *Michoacan.* — La capitale, Morelia, occupe une vallée fertile, entre deux ruisseaux, à 1940 mètres d'altitude. Le climat n'est malsain que dans la plaine maritime; dans le reste du pays, il est tempéré et salubre.

VIII. — *Plateau d'Anhahuac.*

I. *Queretaro.* — Cet état fait partie des terres froides du plateau. San Juan del Rio a été appelée la délicieuse cité des jardins. Queretaro est située à 1850 mètres d'altitude.

II. *Hidalgo.* — Pachuca, la capitale, est située au milieu des montagnes bizarres des orgues. Tuba n'est plus qu'un village situé dans une campagne charmante.

III. *Mexico.* — Toluca et Lerma sont trop hautes et trop froides. Mexico a un climat plus heureux. Bâtie à 2300 mètres d'altitude, elle porte sur un plateau de l'intérieur, entre le lac salé de Tezcuco et le lac doux de Xochimilco. La température moyenne de l'année y est de $15°,2$; le thermomètre peut monter à $31°,6$ en été et descendre à $-2°,2$ en hiver ; la température moyenne de l'été est de $20°$ et celle de l'hiver de $15°$. La ville est de forme très régulière : les rues se coupent à angles droits, interrompues par des places et des jardins ; elle est insalubre malgré la pureté de l'air qui descend des monts neigeux qui l'environnent ; la mortalité y est très élevée grâce à l'impureté du sol et des eaux. Ainsi la fièvre typhoïde y fait de grands ravages pendant la saison sèche.

Une belle avenue ombragée d'eucalyptus mène de Mexico à la butte porphyrique de Chapultepec, le « mont de la cigale », d'où l'on jouit d'un incomparable panorama de Mexico, de ses lacs et de ses montagnes, et dont les jardins renferment les géants du monde végétal, des cyprès qui ont cinquante mètres de haut et quinze mètres de circonférence. « L'acqueduc qu'alimentent les diverses sources des montagnes situées au sud-ouest de Mexico, apporte son onde aux jardins de Chapultepec et au faubourg aristocratique de Tacubaya,— en aztèque le « Bassin des eaux », — qui parsème ses villas au sud du « mont de la cigale ». Tacubaya est un centre d'excursions vers San-Angel, les gracieux villages bâtis dans les vallées de l'Ajusco et vers le « pedregal » ou champ de laves qui a découlé de ce volcan et que recouvrent maintenant les cactus et les broussailles. » (E. Reclus).

Au nord-est de Mexico se trouve un autre rocher célèbre, le Tepeyacac des Aztèques ou « front de la montagne », d'où s'échappe une source ferrugineuse et qui porte le fameux sanctuaire de Notre-Dame de Guadalupe.

IV. *Puebla*. — La capitale, Puebla, est située à 2170 mètres d'altitude, dans une plaine inclinée d'où descendent des ruisseaux rapides. La moyenne annuelle de la température y est d'environ 15° et le thermomètre n'y descend jamais au-dessous de zéro. On pourrait en faire un excellent sanatorium pour les phtisiques. Dans ses environs jaillissent en abondance des sources thermales sulfureuses, soumises probablement à l'influence des foyers volcaniques du Popocatepetl.

Cholula est la cité industrielle la plus active de l'Anhahuac. Tehuacan ou Teotihuacan est située à 1620 mètres d'altitude, dans une vallée bien irriguée, mais où il ne pleut presque jamais ; elle possède une source minérale dont on vante l'efficacité.

IX. — *Vera-Cruz.*

L'état de Vera-Cruz occupe, le long du golfe du Mexique, toute la région des terres chaudes et une partie des terres tempérées.

Jalapa égrène ses larges maisons basses sur le penchant du volcan éteint de Macuiltepec. Ses rues régulières serpentent au milieu des jardins. « De ses magnifiques avenues se déroule un paysage grandiose, d'un côté sur les forêts touffues des monts que dominent les sommets de la haute cordillère, du pic d'Oribaza au Cofre de Perote, de l'autre sur les prairies et les vagues, sur la vallée serpentine du rio San-Juan, bordée de fabriques et de moulins, et, vers l'orient lointain, sur le liseré des dunes qui longent la mer sans bornes ». (E. Reclus). C'est une des villes les plus saines du Mexique ; des sources chaudes et froides, salines et sulfureuses, s'épanchent en grand nombre dans ses environs. Elle est célèbre dans le monde entier par son exportation de la racine du liseron (ipomea purga) dont on fait le jalap.

Quinze kilomètres au sud de Jalapa, Coatepec est un lieu de villégiature fréquenté ; mais les bourgades qui s'étagent plus bas, vers la côte, sont visitées par la fièvre jaune.

Cordoba, à 890 mètres d'altitude, a un climat humide et les fièvres y sont endémiques. Oribaza, à 1240 mètres d'altitude, est également trop humide.

Au milieu de campagnes arides et sablonneuses ou bien couvertes de marécages, s'élèvent les maisons de Vera-Cruz. La température moyenne de l'année y est de 25° ; le mois le plus frais est le mois de janvier avec une température moyenne de 21°, 2, et le mois le plus chaud le mois de mai avec une température moyenne 27°, 8. C'est une ville très insalubre et en été son séjour est particulièrement dangereux, car alors sévit la fièvre jaune. « Il n'y a guère à la Vera-Cruz, écrit A. de Valois, que les Indiens qui soient bien portants. Tous les Européens et même beaucoup de Mexicains de l'intérieur ont un visage livide et une démarche lente comme de convalescents. Le climat de ce pays est épouvantable. Il tue comme un poison des Borgia. Jamais je n'ai ressenti une chaleur plus étouffante, respiré un air plus lourd, plus malfaisant que sur cette plage horrible ».

Le village de Medellin est un lieu de villégiature pour les habitants de Vera-Cruz qui viennent s'y baigner dans le courant de la rivière Atoyac. Le petit port de Tlacoltapam est surtout célèbre par ses moustiques. Au milieu de jardins et de plantations de tabac qui leur font comme une ceinture de verdure et qui les séparent des savanes et des marais environnants, San-Andrès Tuxtla et Santiago Tuxtla se mirent dans un lac d'une beauté merveilleuse, le lac de Catemaco, qu'entourent des pentes boisées.

X. — *Région sud-occidentale.*

I. *Morelos.* — La situation de Cuernavaca, la capitale de l'état, est vraiment exceptionnelle. Elle s'élève, adossée au versant de la montagne, entre deux ravins très profonds : il y a une différence de niveau de 300 mètres d'un bout de la ville à l'autre : l'un est à 1500 mètres d'altitude et l'autre atteint à peine 1200 mètres. Comme la ville se trouve à l'entrée des terres tempérées, il en résulte que ses habitants jouissent en tout temps de deux climats tout à fait différents. Ils n'ont que quelques pas à faire pour passer de l'un à l'autre. Aussi appellent-ils « calles de tierra fria » les rues du haut de la ville, qu'on traverse d'abord en venant de Mexico, par opposition à celles du bas, « Tlâpâla et San-Pablo », qu'on aperçoit à l'étage inférieur et qui semblent s'y noyer dans une immense serre chaude.

A Cuernavaca la moyenne annuelle de la température est de 22° ; le thermomètre ne monte pas au-dessus de 30°,5 et ne descend pas au-dessous de 11°. Pendant la saison pluvieuse les pluies ne tombent guère que la nuit, si bien qu'en été on a souvent l'agréable surprise, au réveil, de trouver la ville lavée et rafraîchie par l'averse nocturne, et d'y respirer, au temps des plus lourdes chaleurs, un air vivifiant et léger.

Morelos jouit à peu près du même climat que Cuernavaca.

II. *Guerrero*. — Le climat, tempéré au nord, est très chaud au sud de l'état.

Chilpanango, la capitale, est chaude et malsaine. Quant à Acapulco, le port voisin, il passe pour un des lieux les plus chauds de l'Amérique tropicale ; ses habitants racontent qu'un des leurs étant mort, il prit le chemin de l'enfer, mais, à la nuit tombante, il remonta sur terre ; né dans la fournaise d'Acapulco, il gelait chez Belzébuth et venait chercher une couverture pour se garantir du froid.

III. *Oaxaca*. — Le climat est frais et sain sur les hautes terres, chaud sur la côte et dans les vallées. Il pleut beaucoup, même durant la saison sèche ; le littoral souffre de fréquents orages ; les tremblements de terre sont assez fréquents.

Oaxaca est une ville charmante, bâtie dans une vallée

bien irréguée, à environ 1500 mètres d'altitude. La température moyenne de l'année y est de 19°,1.

La ville la plus importante de la partie la plus orientale de l'état est Tehuantpec entourée de palmiers et d'orangers.

XI. — *Mexique oriental.*

I. *Chiapas.* — Dans cette région il pleut surtout en été ; en hiver le temps est généralement sec et pur.

Union-Juarez est bâtie à 1300 mètres d'altitude et on y récolte des fruits en toute saison. San-Cristobal élève ses maisons à plus de 2000 mètres d'altitude : c'est une des villes les plus haut bâties du Mexique. Palenque, bien que humide, jouit d'un climat des plus agréables.

II. *Tabasco.* — La capitale, San-Juan-Bautista, n'est qu'une bourgade bâtie dans une clairière d'une grande forêt.

III. *Campêche.* — Campêche est une des plus belles villes du Mexique, avec ses rues pittoresques, ses maisons ombragées de cocotiers.

IV. *Yucatan.* — Dans cette région l'année se divise en trois saisons : une saison sèche (mars, avril et mai), une saison humide (de juin à octobre) et une saison venteuse (de novembre à février). La malaria, la fièvre jaune, la dysenterie, la phtisie déciment la population.

Les grandes villes, Merida, Izamal, Valladolid, sont propres et relativement saines. Tixkotob est la ville de plaisance des habitants de Merida.

CHAPITRE V

L'Amérique centrale.

—

I. — *Climatologie générale.*

Le climat est humide et chaud sur les côtes basses
de la mer intérieure ; on trouve la fraîcheur sur les
hauts plateaux et dans les hautes vallées, mais aussi
de brusques variations de température et la neige en
hiver.

Les nuages poussés par les vents du nord-est étant
arrêtés par les montagnes, la côte du Pacifique jouit
d'un climat plus sec et moins malsain.

II. — *Honduras britannique.*

Le Honduras britannique est enclavé, à la base de
la péninsule du Yucatan, entre le Guatemala et le
Mexique. La température moyenne de Belize, sa ville la
plus importante, est de 26° à 27°. « Dans cette ville
entourée d'eau, rivières, marais, lagunes, les brouil-

lards sont fréquents et les rosées abondantes ; il est rare que la lune et les étoiles brillent dans un ciel clair ; quand souffle le vent d'ouest, les moustiques arrivent avec les émanations des marécages, et en même temps les fièvres intermittentes font leur apparition. » (E. Reclus). La meilleure saison est celle pendant laquelle dominent les vents du nord en hiver. Les habitants de la ville ont leurs maisons de plaisance dans les îles de la rade qui sont plus saines. .

III. — *Guatemala.*

Grâce aux hautes montagnes qui traversent la région, la plupart dans le sens de l'est à l'ouest, le climat du Guatemala est très varié et peut se diviser, comme au Mexique, en trois zônes : chaude, tempérée et froide. La région chaude comprend les basses terres qui bordent les deux océans ; les hautes terres qui *s'élèvent* de 500 mètres à 1 200 mètres au-dessus du niveau des mers forment la zone tempérée. Les altitudes plus élevées constituent la zone froide.

Il n'y a que deux saisons : la saison sèche et la saison humide.

La saison pluvieuse commence en mai et dure jusqu'à octobre dans l'intérieur des terres et jusqu'à décembre le long des côtes. Les mois les plus chauds sont mars et avril ; les plus froids sont décembre et janvier.

Les vents dominants sont l'est et le nord.

Les variations de température d'un lieu donné sont peu étendues, quoique les pluies et les vents causent quelques irrégularités. Le minimum journalier se manifeste au lever du soleil et le maximum entre deux et trois heures de l'après-midi. Le Dr Sapper estime que la température est abaissée d'un demi degré centigrade pour chaque cent mètres d'élévation. La gelée n'est jamais observée dans les régions d'une altitude inférieure à 1.800 mètres, et la neige ne tombe que dans les hauts (los altos), c'est-à-dire les montagnes élevées de 3.100 mètres.

En général le climat est sain ; les fièvres sont cantonnées dans les seules régions côtières qui sont à la fois chaudes et humides ; la température moyenne y varie de 25° à 28°, et les chaleurs de 40° n'y sont pas rares.

Les Européens ne peuvent vivre au milieu de ces lagunes nauséabondes.

Parcourons maintenant les villes du Guatemala.

Voici, dabord, près de la frontière mexicaine, San Marcos, en terre froide, sur une hauteur d'où l'on contemple un vaste horizon. Puis Quelzaltenango sur un plateau montueux, à 2346 mètres d'altitude.

Des sources chaudes jaillissent en abondance dans le voisinage ; les plus réputées sont celles d'Almolonga, qui coulent dans un ravin profond, à la base du volcan de Zuñil.

Quezaltenango est une ville salubre où vivent la plupart des grands propriétaires des « altos ». Retalhuleu qui n'est plus qu'à 415 mètres d'altitude, est en terre chaude : sa température moyenne est de 28° à 29° ; c'est un des endroits les plus malsains du Guatemala.

Désolée par les fièvres pendant la saison des pluies, Champerico n'est habitable que pendant la saison sèche.

La gracieuse Totonicapam, à 2484 mètres d'altitude, est fraîche comme Quezaltenango ; des sources thermales jaillissent aussi dans ses environs.

Quiché est une terre tempérée, à 1887 mètres d'altitude. Du mamelon où est perchée Sacapulas, à 1166 mètres d'altitude, coulent des sources thermales riches en chlorure de sodium et en sulfate de magnésie. Salama, qui n'est plus qu'à 871 mètres au-dessus de la mer, se trouve en pleine zone des cultures tropicales.

Solola est bâtie à 2146 mètres d'altitude, sur un promontoire isolé qui domine le lac d'Atitlan. Ciudad vieja est le reste de la première Guatemala bâtie par les Espagnols dans un site charmant, au climat égal et doux : ce n'est plus maintenant qu'un village aux maisonnettes éparses au milieu des plantations. Antigua est la seconde Guatemala : ses eaux thermales attirent encore les habitants de la nouvelle Guatemala, la capitale actuelle de la république et la ville la plus populeuse de l'Amérique centrale.

Guatemala est située à 1500 mètres d'altitude. Le thermomètre s'y maintient entre les extrêmes de 7 et 29 degrés ; on n'y connaît donc ni le froid proprement dit ni les chaleurs accablantes de l'été. La température moyenne est d'environ 18°. Pourtant la ville n'est pas très saine ; le vent y soulève souvent des tourbillons de poussière. Aussi, pendant la saison sèche, ses habitants aisés viennent villégiaturer dans les villages du sud, aux alentours de Antigua, surtout à Chinautla qui possède de magnifiques ombrages, et à la charmante ville d'Escuintla, située à 442 d'altitude, au milieu de bouquets de cocotiers. « C'est le Wiesbaden de Guatemala, l'Elysée de sa colonie européenne et le centre de réunion de son aristocratie pendant les mois de janvier et de février. Couchée au pied du volcan et entourée de nombreuses haciendas de café, de sucre et de bétail, elle jouit à la fois d'un climat délicieux, d'une salubrité et d'une abondance d'eaux sans égale. Ce sont ces eaux qui ont fait sa célébrité et lui attirent tant de visiteurs. Aussi toutes les grandes familles viennent-elles s'installer à Escuintla, dans la première maison venue, fut-elle de cannes ou de chaume, pour y fuir les vents du nord qui refroidissent le plateau, et pour y prendre des bains de rivière aussi agréables que salubres ». (F. Bes). Pourtant les fièvres se font sentir à Escuintla et sa vogue commence à diminuer.

Le port de San-José est maintenant presque désert : la malaria en éloigne les habitants. Izabal est une autre bourgade tout aussi insalubre.

Coban, au contraire, bâtie à 1328 mètres d'altitude, est une ville prospère, saine, jouissant d'un climat égal et doux.

IV. — *Salvador*.

Le Salvador ne comprend qu'une zone étroite longeant les eaux du Pacifique. Sur la côte, malgré les brises rafraîchissantes qui soufflent de la mer, la température est très élevée : 26° à 28° en moyenne. Les habitants se pressent dans la zone élevée, entre 500 et 1.000 mètres d'altitude, région plus fraîche et plus saine, dont la température moyenne varie de 21° à 26°. Les pluies tombent ordinairement de mai en septembre ; pourtant le mois de juin est assez épargné. En général, il pleut davantage sur le versant extérieur des montagnes qui longent le Pacifique.

Ahuachapan, dans une plaine d'une fécondité merveilleuse, est célèbre par ses volcans de boue. Sansonate groupe ses maisons à l'ombre des palmiers, dans une campagne charmante et toujours verte. Santa-Ana est devenue la ville la plus populeuse de la république. San

Salvador, la capitale, est bâtie à 692 mètres d'altitude, sur un sol toujours frémissant sous la poussée des volcans voisins.

San Miguel, bien que presque entièrement peuplée de blancs et de ladinos, est une des villes les moins salubres du Salvador.

V. — *Honduras*.

Sur le littoral, le climat est chaud et insalubre ; les côtes de l'Atlantique surtout sont malsaines à cause de la grande humidité qu'apportent les vents alizés. Dans ces régions, la température moyenne oscille entre 24° et 28° ; pourtant en décembre et en janvier, quand soufflent les vents du nord, le thermomètre peut descendre à 16° ou 17°.

Sur les plateaux et dans les hautes vallées, le climat devient tempéré : la moyenne de la température y est de 20° et les mois d'hiver sont assez frais pour que les indigènes se plaignent réellement du froid.

En général, le climat des villes du littoral est funeste aux Européens. Puerto-Cortes est peu fréquentée ; Progreso et Truxillo sont décimées par les fièvres et ne comptent que quelques centaines d'habitants sédentaires.

Au contraire, le pays d'Olancho est un véritable paradis, au climat très sain. Les départements de Comayagua et de La Paz sont également salubres. La ville de Camayagua est bâtie à 610 mètres d'altitude, Esperanza à 1.585 mètres.

Le bassin du fleuve Choluteca qui coule vers le Pacifique, est la région du Honduras la plus peuplée. C'est là que se trouve Tegucigalpa, la capitale de la république, bâtie en amphithéâtre au pied d'une montagne escarpée.

Il existe des sources minérales très estimées à Nacaome ; mais l'ardeur du climat en éloigne les malades.

VI. — *Nicaragua.*

La région orientale du Nicaragua est la plus humide et la moins salubre. Il y pleut de mai en janvier ; il fait généralement beau en février, mars et avril. Les plus fortes pluies tombent en juillet et août et alors il devient dangereux à tous les points de vue de se hasarder dans les régions marécageuses.

La région médiane est surtout composée de savanes où errent les troupeaux. Quant à la zone des plaines lacustres et du littoral de la mer du sud, c'est une contrée fertile et heureuse.

Léon, la principale cité de la République, est située dans une plaine d'une merveilleuse fécondité, bien alimentée d'eaux pures. Dans les environs, tout autour des volcans, s'épanchent des sources thermales que l'on n'a pas encore utilisées.

Managua, la capitale, est bâtie sur une hauteur qui domine le lac du même nom. Un peu plus au sud, Granada domine le lac de Nicaragua. Masaya et sa voisine la gracieuse Nindiri sont enfouies au milieu des jardins. Rivas est également une cité gracieuse, aux rues bordées de haies de cactus.

Le port de San Juan del Norte dont les maisons se cachent au milieu des arbres et des fleurs, est une des villes les moins insalubres du littoral, malgré les marais qui l'environnent.

VII. — *Costa-Rica.*

Pris dans son ensemble, Costa-Rica, dit E. Reclus, peut être considéré comme une haute terrasse dominant la dépression dans laquelle se sont déposées les eaux du lac de Nicaragua. Immédiatement au sud de ce vaste bassin, les montagnes se redressent d'étage en étage jusqu'au faîte de la cordillère volcanique alignée du nord-ouest au sud-est.

Comme le Mexique, Costa-Rica a des terres chaudes, des terres tempérées et des terres froides. Mais, dans l'ensemble, le climat est essentiellement maritime, bien égalisé par les vents qui soufflent de l'un et de l'autre rivage. Sur le versant du Pacifique, la température est un peu moins élevée, mais plus humide. Sur le versant atlantique les saisons sont mieux réglées et les pluies tombent presque exclusivement de mai à novembre.

Costa-Rica est une des régions les plus salubres de l'Amérique centrale. Pourtant, sur le littoral, la malaria se fait sentir presque partout. Dans les vallées humides, le goitre déforme le cou des femmes. Sur les plateaux, les étrangers ont surtout à redouter les rhumatismes.

Le Guanacaste est une région de savanes et de forêts. Libéria, sa capitale, n'est qu'une bourgade.

Puntarenas et Tarcoles sont des ports malsains et peu fréquentés. Non loin de la côte se trouvent encore les sources thermales de la Caldera.

Esparza est bâtie à 219 mètres d'altitude sur les premiers renflements du sol montueux. Alajuela est à 915 mètres d'altitude et Heredia à 1.831 mètres. San Jose, la capitale de la république, est admirablement située sur un terrain gracieusement accidenté, à

1.135 mètres d'altitude. La propreté de ses rues et l'abondance de ses eaux pures en ont fait une des cités modèles de Costa-Rica. La température moyenne y est d'environ 22°, le thermomètre peut monter à 29° ou 30°, mais il ne descend pas au-dessous de 11°.

Limon ou Puerto-Limon est le meilleur port du pays sur la côte atlantique.

CHAPITRE VI

Les Antilles.

—

I. — *Climatologie générale.*

« Entre les deux Amériques étincelle une mer qui est
comme la Méditerranée du Nouveau-Monde. Elle baigne,
au nord, les côtes plates des Etats-Unis qui lui envoie le
puissant fleuve de la Nouvelle-Orléans ; au sud, la Nouvelle Grenade et le Venezeula serrent de près ses rivages
de leurs sierras majestueuses ; à l'ouest, le Mexique, le
Yucatan, l'Amérique centrale la côtoient par une étroite
lisière de terres basses dont la chaleur, l'humidité, les
fièvres font un séjour maudit ; à l'est, de la pointe de la
Floride aux bouches de l'Orénoque, une traînée d'îles
très grandes, ou moyennes, ou petites, sépare de l'Atlantique cette mer intérieure, comme une digue où les en-
trées occuperaient autant d'espace que le mur ». (O. Reclus).

Les climat des Antilles est tropical. La brise de mer,
vents d'est ou vents alizés, tempère l'ardeur de la tem-

pérature pendant le jour et la brise de terre rafraîchit les soirées et les nuits.

On distingue deux saisons : la saison sèche qui va d'octobre à avril et dont la température moyenne est de 26° à 28° ; et la saison des pluies ou hivernage, d'avril à octobre. Cette dernière saison est l'époque des chaleurs étouffantes, des tremblements de terre et des ouragans. Mais la plupart des Antilles ont, comme l'Amérique latine qu'elles regardent, à côté de leurs terres chaudes, leurs terres fraîches ou tempérées sur les montagnes.

Trois maladies désolent plus spécialement ces régions : la malaria qui règne presque partout avec une intensité proportionnée à l'humidité et à la chaleur, la dysenterie et la fièvre jaune. La lèpre, l'éléphantiasis, la chique, le dragonneau se rencontrent chez les indigènes.

II. — *Grandes Antilles.*

I. *Cuba.* — Cette île, la plus vaste des Antilles, présente deux saisons : une saison sèche, relativement fraîche, et une saison chaude et pluvieuse qui va de juin à octobre. La température moyenne de l'année est de 26°,3. Elle s'abaisse en janvier, le mois le plus frais, à 22°. Même dans les montagnes, le thermomètre ne descend jamais au-dessous de zéro. Les variations diurnes sont parfois considérables et atteignent jusqu'à 18 degrés.

La fièvre jaune domine la pathologie de Cuba, surtout pendant l'hivernage, la saison la plus malsaine où la chaleur et l'humidité unissent leurs effets pervers contre l'organisme. D'ailleurs les côtes, basses, chaudes, humides, et le milieu encombré des villes, offrent à l'habitant beaucoup moins de salubrité que les hauteurs fraîches et sèches de l'intérieur et les campagnes où l'atmosphère présente toute sa pureté. Une altitude assez faible (500 à 600 mètres) assure l'immunité presque absolue.

L'endémie paludéenne sévit pendant toute l'année, mais surtout de juillet à octobre, au temps des pluies abondantes, dont l'humidité est activement évaporée par la chaleur ardente du soleil. Elle semble avoir une prédilection pour les sols calcaires et se montre surtout dans la juridiction de Matanzas. La cachexie éclate sous tous les types, intermittent, rémittent et bilieux.

Moins fréquente mais plus redoutable, la dysenterie ou mieux la diarrhée catarrhale, suivant Hernandez Poggio, apparaît dans la saison des pluies, durant laquelle la température s'abaisse brusquement vers le soir. Son habitat semble l'inverse de celui de l'affection paludéenne. Perfide, car au début l'appétit est exagéré et elle ne se décèle que par des selles fréquentes et des borborygmes, la maladie précipite bientôt le patient dans le marasme et le conduit à la mort. A elle est due la mortalité la plus considérable. L'hépatite est son satellite coutumier et suit une marche parallèle.

La Havane, la capitale de l'île, est une ville malsaine ; l'air y est tiède, le climat énervant, la fièvre jaune toujours à craindre. La moyenne annuelle de la température y est d'environ 25°,4 ; le maximum (27° 8) s'observe en juillet et le minimum (22°,8) en décembre. Pourtant la Havane est visitée en hiver par des milliers de valétudinaires venus des Etats-Unis.

Dans une combe pittoresque des montagnes de los Organos, San Diego a des eaux minérales qui attirent un grand nombre de baigneurs en été.

Près de Matanzas on a utilisé les grottes ouvertes au pied des falaises pour en faire des piscines : « les voûtes du rocher protègent les baigneurs contre le soleil, et des grillages placés à l'entrée arrêtent les requins, sans retarder ou briser les vagues écumantes qui se déroulent en grondant sous les galeries profondes ». (E. Reclus).

Santiago de Cuba est chaude, humide et malsaine. La moyenne annuelle de la température y est de 27° ; le thermomètre peut monter à 28°,4 en juillet et ne descend pas au-dessous de 23° en décembre.

Baracoa est également humide et malsaine.

II. *Jamaïque.* — Le climat est identique à celui de Cuba. Les parties basses de l'île, marécageuses par endroits, brûlées par une chaleur accablante, sont insalubres ; mais les hautes vallées ont un climat sain.

Kingston est une ville aux maisons basses, aux rues poudreuses. La température moyenne de l'année y est de 23°,9 ; elle peut monter à 34°, mais elle ne descend pas au-dessous de 19°.

La capitale, Spanish-town, n'est qu'un gros village.

III. *Saint-Domingue.* — Le climat varie du littoral au sommet des monts : humide et brûlant en bas, froid et sain en haut.

1. *Haïti.* — La capitale, Port-au-Prince, abrite ses maisons basses sous les arbres de ses larges avenues bien pourvues d'eau. La température y oscille de 37° à 14°. Les nuits sont insalubres et le soir ses riches habitants se réfugient à Turgeau et Pétionville où leurs villas sont éparses sur les collines, au milieu des jardins.

Cayes, malgré ses plantations de bananiers, est toujours insalubre.

2. *République Dominicaine.* — Azua est une ville saine ; San Domingo l'est moins.

San Cristobal est une ville de plaisance.

IV. *Puerto-Rico.* — Le climat est chaud ; il serait

accablant s'il n'était tempéré par la brise de mer. Les nuits sont relativement fraîches. La saison des pluies commence vers le mois d'août et dure généralement trois mois.

San Juan Bautista, la capitale, est construite sur une île d'origine coralligène. Les habitants fortunés ont leurs maisons de plaisance à Rio-Pedras et à Santurce dont les maisons se cachent au milieu des bosquets, au bord des eaux courantes.

Il existe des eaux thermales très appréciées près de Ponce qui s'étend largement dans une belle plaine, entre les jardins et les plantations.

V. *Iles Vierges.* — Cette traînée d'îles et d'ilots recouvre la mer comme une longue procession. Voici d'abord Saint-Thomas, dont la capitale du même nom élève ses villas et ses maisons sur une montagne porphyrique. Puis : Saint-Jean ; Sainte-Croix avec Cristianstœd pour capitale ; Tortola, une terre haute, la plus grande des Vierges, et dont le chef-lieu Road-town est au bord d'une crique de la « rue des Vierges » ; enfin Virgen-Gorda ou la Grosse-Vierge, une terre plate et basse.

VI. Les *Bahama* ou *Lucayes* qu'on ne peut dénombrer puisque leur nombre varie avec les marées et les tempêtes. Très sèches, dépourvues de fontaines jaillissantes et d'eaux vives, elles sont saines pourtant, mais en grande partie inhabitées. Nassau, la ville principale, se trouve dans l'île de New-Providence. L'air y est vif et salubre.

VII. *Bermudes.* — Les Bermudes forment un archipel de plusieurs centaines d'ilots bas, salubres, sans eau. La température moyenne de l'année y est de 21°, avec une moyenne de 31° en juin, le mois le plus chaud, et de 16° en février, le mois le plus frais.

La phtisie et .la malaria y sont presque inconnues ; mais la fièvre jaune et la dengue y font de fréquentes apparitions.

Hamilton, la capitale, est une ville propre, bien tenue, avec des maisons enguirlandées de lianes.

III. — *Petites Antilles.*

I. *Les petites îles.* — Au septentrion de la Micro-Antillie on trouve d'abord Sombrero qui apparaît de loin comme un chapeau grisâtre flottant sur la mer, puis les « Chiens » et l' « Anguille ». Ensuite Saint-Martin est une île haute qui élève à 585 mètres d'altitude le morne Paradis et porte une ville française, Marigot, et une ville hollandaise, Philisburg.

Saint-Barthélemy n'élève pas ses plus hautes collines à plus de 300 mètres au-dessus du niveau des mers ; elle n'a pas une source. Son climat est sain.

Barbuda émerge à peine au-dessus des flots.

Antigua est une île calcaire et sans eau qui compte pourtant une ville importante : Saint-John.

Saba n'est qu'une énorme tour calcaire presque inaccessible et Saint-Eustache un îlot volcanique sur lequel ne court aucun filet d'eau de source.

Saint-Christophe compte quelques bourgades et une ville autour de son volcan mort. Névis n'est également qu'un volcan environné de terres salubres et bien arrosées. Sa capitale, Charlestown, a des sources thermales fréquentées. La température moyenne est de + 30° en août et de + 27° en février.

Montserrat est une île volcanique où le pic de La Soufrière pousse encore des vapeurs. Sa capitale, Plymouth est célèbre par son doux climat, ses villas entourées de palmiers, son fier horizon de montagnes bleues.

La Dominique est une terre fort élevée, aux âpres montagnes couvertes de forêts, ruisselantes de torrents. Roseau, sa capitale, n'est plus qu'une bourgade déchue, à la base du morne Diablotin.

Sainte-Lucie renferme de vastes forêts où rampent des serpents venimeux. Elle est relativement salubre malgré l'humidité de son climat.

Saint-Vincent a également un bon climat. Sa capitale, Kingstown, se compose de trois rues parallèles à la mer et à la base des monts.

Dans le petit archipel des Grenadines, Grenade est une île aussi gracieuse que malsaine où abondent les sources et les torrents.

II. *Guadeloupe.* — Haute et boisée, l'île est fraîche ou froide dans la montagne ; mais sur la côte pèse un ciel lourd et humide dont la moyenne thermométrique oscille autour de 26°. Outre ce climat torride, elle a encore pour ennemis la fièvre jaune, la malaria, l'anémie tropicale, les typhons, les tremblements de terre.

Le chef-lieu politique de la Guadeloupe est Basse-Terre, bien située, sous le vent de l'île. La chaleur, spécialement du côté des rivages, y est élevée. Sur les hauteurs voisines, à 700 mètres d'altitude, entre deux ravines, est le sanatorium de Saint-Claude. De plus, le torrent des « Bains chauds », descendu de la Soufrière, alimente un établissement thermal situé à huit kilomètres de la ville.

Pointe-à-Pitre est la ville la plus populeuse de l'île. Des plantations d'eucalyptus la défendent contre les émanations des marécages voisins. La moyenne de la température y est d'environ 26° ; elle monte rarement au-dessus de 35° et ne descend pas au-dessous de 17°.

La Guadeloupe a parmi ses dépendances : la Désirade, volcanique, abrupte, qui porte une léproserie dans sa partie orientale ; Marie-Galante, île ronde, sans torrents pérennes, ici sèche, là marécageuse ; Les Saintes, cinq îlots desséchés dont on a fait la citadelle et le sanatorium de la Guadeloupe.

III. *Martinique*. — Le climat, vrai climat marin, est chaud, mais supportable. Le thermomètre s'élève jusqu'à 32° et ne s'abaisse guère au-dessous de 20° sur le littoral. Du reste, les variations thermométriques sont peu marquées, et, dans le courant d'une année, c'est à peine si l'on constate entre les températures extrêmes une différence de 12 à 14 degrés. Dans une même journée, cette différence peut osciller entre 9 degrés comme maximum et 2 degrés comme minimum.

Les vents alizés qui règnent pendant la plus grande partie de l'année, modèrent la chaleur du jour. Le vent se lève vers neuf heures du matin, prend toute sa force vers deux heures de l'après-midi pour tomber à cinq heures.

Les saisons sont peu marquées à la Martinique. La saison fraîche dure de décembre à février ; la saison sèche, appelée « carême », vient après, pendant les mois de mars et d'avril ; la saison des pluies commence, en réalité, en mai et en juin, qui sont les mois où il tombe le plus d'eau et où la température est la plus élevée. Du 15 juillet au 15 octobre, c'est encore la saison des pluies qui, à ce moment, prend le nom d'hivernage. C'est pendant cette dernière saison que les cyclones font leur apparition.

Fort-de-France, la capitale de l'île, a des rues tirées au cordeau : suivant leur direction, les unes sont agréablement rafraîchies par la brise qui souffle du nord-est, les autres accumulent une chaleur âcre. La ville a de très belles promenades sur les collines environnantes, mais les allées les plus fréquentées, celles de la « Savane », sont dans la cité même. Sur une hauteur voisine, le camp de Balata sert de sanatorium aux troupes venues de France. Il y a des sources thermo-minérales dans les environs, à Absalon, Moutte, Didier.

A Fort-de-France, la température moyenne est d'environ 27°. Le thermomètre y oscille entre 17° et 35°.

Saint-Pierre qui fut une grande et belle ville, n'est plus maintenant qu'un morne amas de cendres au milieu des champs de lave.

IV. *Barbade*. — Sous un climat salubre, c'est la mieux cultivée des Antilles. Les rues immenses de sa capitale, Bridgetown, s'entremêlent au pied d'une colline, le long du littoral. La moyenne annuelle de la température y est d'environ 25°. Le thermomètre y oscille entre 17°,8 et 31°.

IV. — *Antilles sud-américaines.*

I. *Tobago*. — Le plus haut morne de l'île ne dépasse pas 600 mètres. Sa capitale, Scarborough, n'est qu'une humble bourgade située au bord d'une baie.

II. *Trinidad*. — Le climat, très chaud, n'a rien d'hostile, excepté sous le vent des marais. Les saisons se succèdent dans l'ordre normal. La saison sèche ou « printemps » commence en novembre et finit en avril : il ne pleut pour ainsi jamais ; l'hivernage dure de mai à octobre : c'est la saison des pluies et des orages.

La température moyenne de la capitale, Puerta-España ou Port-d'Espagne est d'environ 25°. Les maisons de la cité sont perdues dans les arbres ; les quartiers disparaissent sous la verdure et d'admirables parcs continuent les allées ombreuses vers les avant-monts parsemés de villas.

III. *Margarita*. — Cette île est une terre aride, formée de roches nues, de dunes, de salines, de plaines en maints endroits recouvertes de polypiers.

IV. *Curaçao*. — Ile montueuse et aride, elle n'a qu'une ville : Curaçao qu'entourent de vastes plaines.

V. *Aruba ou Orubea*. — C'est une île montueuse, sans eaux vives, et qui ne compte que quelques milliers d'habitants.

CHAPITRE VII

L'isthme de Panama.

—

Le climat de l'isthme est en général supportable. L'année a deux saisons : la saison sèche en été et la saison pluvieuse en hiver qui dure de mai à novembre. Durant la saison sèche, la température varie entre 21° et 35° et, pendant la saison des pluies, entre 24° et 30°.

Les écarts annuels de température, d'un extrême de l'année à l'autre, ne comportent jamais plus de 17 degrés, entre 18° et 35°, et lorsque dans une même journée les variations ont dépassé 6 degrés et se sont élevées à 8 degrés, soit de 30° pour la chaleur du jour à 22° pour la fraîcheur de la nuit, les habitants se plaignent des changements brusques du temps.

L'été, la brise du nord rafraîchit l'atmosphère ; l'hiver, les orages journaliers tempèrent la chaleur.

« Chaude, presque constamment saturée de vapeur, empestée par l'exhalaison des marécages, l'atmosphère de l'isthme n'est pas de celles que le travailleur blanc puisse respirer longtemps sans danger ». (E. Reclus). Outre la fièvre jaune, la dysenterie et les affections hépatiques sont à redouter. Les dermatoses et la phtisie sont fréquentes chez les indigènes.

La malaria se fait sentir sur certains points de la côte. Greytown, par exemple, construite au sein même des marais, entourée d'une large ceinture de mares stagnantes, est embourbée, pour ainsi dire, dans de grands espaces vaseux, inondés tour à tour et exposés à un soleil ardent où se décompose une végétation abondante qui charge l'air de sporules et de bactéridies vénéneuses. D'autres régions également sont fiévreuses : les bouches de l'Atrato, et les fanges du Trinidad, affluent du Chagres. Les moustiques aussi pullulent et les voyageurs se plaignent amèrement de leurs piqûres.

Panama n'est plus qu'une ville déchue et peu salubre. Chagres est malsaine et désolée par les fièvres. Colon n'a guère meilleure réputation et elle est sale et mal entretenue. « La mer, à marée basse, laisse voir une plage vaseuse et d'immenses crevasses pleines de débris organiques qui infectent le voisinage et la ville. A l'intérieur, les rues sont littéralement pavées d'immondices, les eaux les plus sales croupissent dans les ruisseaux ; tout cela, sous l'action d'une température moyenne de 29 à 30 degrés, en fait un foyer d'infection et de maladies nombreuses ». (Laferrière).

CHAPITRE VIII

La Colombie.

—

I. — *Climatologie générale.*

En raison des variations de relief, d'exposition du sol
et de la direction des vents, la Colombie a toutes les variétés de climats. Sur le littoral la température est généralement élevée (27° en moyenne sur le littoral atlantique, un peu plus sur le littoral du Pacifique). Mais les
véritables « enfers » colombiens se trouvent dans l'intérieur. Les profondes vallées du Patia, du Mira et de leurs
affluents, creusées comme des gouffres dans l'épaisseur
du plateau, sont autant de terres tropicales. A l'escalade
des hautes terres, dit Vergara y Velasco, on sort presque
sans transition de la zone torride pour entrer dans les
régions froides. Les chaleurs sont d'autant plus fortes
dans ces vallées que des remparts montagneux arrêtent
au passage le souffle des vents alizés : la température
moyenne peut alors atteindre 30° ou 31°. Au Puerto-Na-
cional, escale d'Ocaña, sur la rive du Magdalena, on a
souvent vu le thermomètre indiquer 40° à l'ombre.

Sur les plateaux, la température moyenne varie de 10°
à 25°.

Sur la côte atlantique, la Colombie a deux saisons
bien distinctes : la saison des pluies (de mai à novembre)
et la saison du beau temps (du milieu de décembre à la
fin d'avril). Sur la côte du Pacifique, l'année se répartit
également en deux saisons : la saison des pluies (de mai
à janvier) et la saison sèche qui ne comprend que cinq
mois.

Les alizés ne soufflent avec régularité que sur le littoral de la mer des Antilles, et souvent avec une extrême
violence. Les vents du nord se font rarement sentir.
Dans les vallées de l'intérieur, les vents se font très peu
sentir et l'atmosphère reste le plus souvent immobile.

Deux maladies désolent la Colombie : la malaria et la
fièvre jaune.

II. — *Province du Magdalena.*

La capitale de la région est Santa-Marta. Malgré sa
verdure, ses eaux fraîches, son magnifique amphithéâtre
de montagnes, c'est une ville peu salubre dont la
moyenne thermométrique dépasse 28°. De plus, elle est
humide : les nues descendues de ses montagnes se résol-
vent presque quotidiennement en pluies. Le village de
Mamatoco, sur le haut Manzanarès, sert de sanatorium
à ses habitants.

Rio-Hacha est chaude également, au milieu d'une
plaine sablonneuse où croissent des cactus et des mi-
mosas.

III. — *Province de Bolivar.*

La capitale, Cartagena, la fière Carthagène des Indes, est bâtie à l'ombre de la colline abrupte de la Popa. Elle est entourée d'une ceinture de cocotiers.

Tolu, célèbre par son baume, n'est, comme Lorica, qu'une bourgade. Barranquilla est, au contraire, une des grandes villes de la Colombie et son port principal. Elle allonge ses maisons sur la rive gauche du Rio-Magdalena, non loin de son embouchure. La chaleur y est très élevée et la moyenne annuelle atteint 32°.

IV. — *Province de Santander.*

Socorro, la capitale, est bâtie à 1.250 mètres d'altitude, sur une terrasse inclinée ; elle est sujette à de grandes inégalités de température.

Velez, près de laquelle on trouve la riante bourgade de Jésus-Maria, est bâtie à 2.190 mètres d'altitude, et Zapatoca à 1.723 mètres. Jiron n'est plus qu'à 563 mètres, et Bucaramanga à 925 mètres, cette dernière plus salubre. Concepcion est la seule grande ville de ces vallées ; des sources thermales jaillissent dans ses environs.

Pamplona est à 2.300 mètres d'altitude tandis que Cucuta ou mieux San José de Cucuta n'est plus qu'à 294 mètres en pleine terre chaude ; des sources thermales fréquentées se trouvent dans les environs. Pour atteindre Ocaña, il faut remonter à 1.165 mètres, dans une gracieuse campagne des terres tempérées.

V. — *Province de Boyaca.*

La capitale, Tunja, est bâtie à 2.793 mètres d'altitude. Sogamoso, Soata sont aussi à plus de 2.000 mètres au-dessus du niveau des mers. Chita qui possède des eaux thermales salines, est à 2.976 mètres d'altitude, et Comi à 2.757 mètres, en pleine zone froide.

VI. — *Province de Condinamarca.*

Sa capitale, Bogota ou mieux Santa-Fé de Bogota, est celle de toute la Colombie. Bâtie à 2.645 mètres d'altitude, dans une savane où ne croissent que les saules et les peupliers, au pied du Guadalupe et du Montserrat, son climat se distingue par son uniformité rare : la moyenne thermométrique annuelle est d'environ 15°, celle du mois le plus chaud (février) 16°, et celle du mois le plus frais (décembre) 14°. Les rues sont bien percées, à angles droits ; les maisons, élégamment bâties, renferment en général à l'intérieur des patios remplis de fleurs et d'arbustes.

Fusagasuga est bâtie dans un cirque de montagnes, à près de 1.800 mètres d'altitude. La Mesa est à 1.281 mètres, en zone tempérée. Un peu plus bas, des sources sulfureuses jaillissent près du village d'Anapoima, ainsi qu'à Tocaima. On vante la source d'Agua de Dios comme souveraine contre la lèpre.

Guaduas est une des cités les plus charmantes de la Colombie par la richesse de la végétation, la douceur du climat et la beauté des montagnes environnantes.

VII. — *Province de Tolima.*

Neiva, la capitale, est bâtie à 468 mètres d'altitude, sur la rive droite du Madgdalena, en face des trois dômes étincelants du Huila. San-Augustin est déjà à 1.634 mètres, Timana à 1.066 mètres. Ibague, à 1.300 mètres, dans une belle et fertile plaine, jouit d'un printemps perpétuel ; la moyenne de la température y est d'environ 21°. Elle est plus élevée à Honda : la moyenne y est de 27°. Ambalema a un climat chaud, humide et peu salubre.

VIII. — *Province d'Antioquia.*

Médellin, la capitale, est située en terre tempérée, à 1.479 mètres d'altitude. Elle est entourée de sites gracieux où s'abritent les villas. La moyenne annuelle de la température y est d'environ 20°. Située à 2.540 mètres d'altitude, Santa-Rosa de los-Osos est une ville d'une salubrité parfaite : « personne n'y meurt, sinon de vieillesse ou par sa propre main », assure un dicton local.

Manizales où soufflent quelquefois des vents froids, est à 2.130 mètres d'altitude. Des sources thermales jaillissent dans ses environs ; un établissement de bains a été fondé sur les pentes de la montagne, à 3.500 mètres d'altitude.

Antioquia n'est qu'à 572 mètres d'altitude sur une terrasse au pied de laquelle coule la rivière Tonusco.

IX. — *Province de Cauca.*

La capitale, Popayan, est à environ 1.800 mètres d'altitude, en zone tempérée ; la moyenne de la température y est d'environ 17° à 18°. Stübel et Blake White assurent que l'air de la contrée contient une grande proportion d'ozone.

Cali, à 1.040 mètres d'altitude, est arrosée en abondance par les ruisseaux descendus des montagnes.

Roldanillo est un bourg de villégiature, gracieux et salubre. Cartago n'est pas moins gracieusement située dans ce paradis terrestre de la Colombie ; le goitre, qu'on rencontre dans presque toute la vallée du Cauca, y est inconnu ; on assure même que les eaux de la rivière Vieja qui coule sur des gisements de sel ioduré dans la cordillère de Quindio et passe à Cartago, auraient de réelles vertus curatives contre cette affection.

Almaguer, Bolivar sont bâties sur de hautes pentes, bien aérées ; elles sont salubres, quoique relativement froides.

Tuquerres est située à 3.057 mètres d'altitude ; Pasto est à quelques mètres plus bas et Ipiales à quelques mètres plus haut.

A Tuquerres la moyenne annuelle de la température est d'environ 13°.

CHAPITRE IX

Le Venezuela.

—

I. — *Le climat.*

Le Venezuela, comme la plupart des pays tropicaux où se dressent des chaînes de montagnes, offre la succession des zones chaude, tempérée et froide. Le côte est brûlante et malsaine : les hautes vallées jouissent d'un printemps perpétuel ; la température est excessivement variable dans les Andes, tour à tour et brusquement très chaude et glaciale. La région la plus chaude est celle des llanos entre l'Orénoque et la base des monts.

« Dans la partie centrale des llanos, où rien n'indique l'inclinaison du sol, où nulle saillie ne limite la courbure de l'horizon, le ciel déroule sa coupole immense au-dessus de la mer silencieuse des herbes, jaunâtres et desséchées pendant la saison des alizés, épaisses et verdoyantes dès les premières pluies de l'hivernage. Quoique très riche en espèces différentes, la prairie sans bornes visibles semble confondre ses plantes en un même élément ; à l'exception des objets immédiats, fleur qui se penche sur la route, bête ou bestiole qui s'enfuit ou se cache dans les herbes, on ne remarque pas un objet distinct dans le cercle lumineux que le soleil éclaire ; la nature se repose dans sa force, à la fois grandiose et triste pour le voyageur perdu dans la solitude. De quelque côté que l'on regarde, les détails du paysage sont les mêmes, mais les heures changent lentement la physionomie de l'ensemble, déplaçant les couleurs et les ombres ». (E. Reclus).

Sous ce ciel tour à tour tiède et brûlant, les llanos donnent de savoureux pâturages. « Mais il réchauffe aussi bien des plantes funestes, bien des bêtes contraires, le soleil divin qui luit sur ces terreaux fervescents, ces fleuves à pleins bords et ces herbes sapides. Les llanos ont des feuilles tranchantes, des arbustes résineux, des fruits empoisonneurs, des nuées de moustiques, des reptiles au venin rapide, des serpents d'eau si forts qu'ils étouffent de leurs plis les plus robustes taureaux, des caribés altérés de sang, dont la dent capable de percer le fer, le cuivre ou l'acier, agrandit, sans s'ébrécher, les blessures que les crocodiles font à leur cuirasse, au temps du renouveau, dans les combats allumés par la force, la jeunesse, l'amour et la jalousie. Et, danger plus grand que le serpent ou l'alligator et le jaguar, la fièvre, tous les ans, naît dans les marais que les débordements des rios ne se lassent jamais de remplir et le soleil d'amoindrir ou de vider. C'est elle, sous ces brillants gazons, qui creuse le plus de fosses pour le dernier sommeil des llaneros ». (O. Reclus).

Il n'y a que deux saisons au Venezuela : la saison sèche et celle des pluies ; cette dernière dure d'avril en octobre. C'est pendant ces mois-là que la température s'élève le plus, à cause du rapprochement du soleil à l'hémisphère boréal et sous l'influence des vents chauds

du midi. Le reste de l'année, la température se rafraîchit et le climat devient en général très agréable et très
sain.

Les vents qui soufflent le plus fréquemment au Venezuela sont les alizés du nord-est et de l'est. L'alizé souffle
plus fortement pendant le jour que pendant la nuit : il
commence d'ordinaire à se faire sentir avec force vers
neuf ou dix heures du matin, augmente de violence à
mesure que le soleil s'élève au-dessus de l'horizon, puis
diminue avec la décroissance de l'astre et cesse complètement quand le disque a disparu sous l'horizon : près
de la côte, il est même remplacé pendant la nuit par une
brise de terre qui provoque le refroidissement du sol.
« Les belles nuits claires s'écoulent alors délicieuses,
sans donner la sensation du temps. Les vents alizés ne
soufflent plus et les brises contraires se tiennent en équilibre au-dessus des forêts. La lumière diffuse rend les
objets visibles par grandes masses jusqu'à l'horizon lointain, mais le regard se porte invinciblement vers la rondeur céleste, d'un noir transparent, pailletée de lumière
et rayée souvent de traits de feu par les étoiles filantes.
Pendant la chaleur du jour on s'était réfugié pour la
sieste dans le plus sombre réduit de la demeure ; pendant la fraîcheur des nuits on fuit au contraire les maisons et les enclos pour respirer largement, se faire pénétrer par l'air, jouir en paix de toute la douceur de vivre.
On recherche le bord des ruisseaux, la plage de l'océan,
la jetée qu'ébranle le flot. Partout, sur le littoral de la
mer antilienne, se forment des groupes comme ceux que
décrit Humboldt à Cumana : les amis se rassemblent en
pleine rivière, dans le Manzanarès au lit de sable fin ;
assis sur des sièges bas, ils laissent tremper leurs pieds
dans le faible courant, et causent tranquillement, sans
s'inquiéter des poissons ni des crocodiles, ni des dau-

phins qui se jouent sur la barre, lançant des jets de vapeur par leurs naseaux ». (E. Reclus).

II. — *Les villes.*

Jetons maintenant un rapide coup d'œil sur les principales villes du Venezuela.

Cumana qu'ont si souvent secouée les tremblements de terre, est bien moins fréquentée que La Guaira qui est le grand port de la république. Située à la base de hauts rochers qui reçoivent les rayons solaires pendant le jour et les réfléchissent encore pendant la nuit, La Guaira, sans être absolument insalubre, est une des villes où l'on souffre le plus de la chaleur, cette chaleur humide qui énerve et abat. La moyenne de la température y est de 28° environ.

Caracas, la capitale du Venezuela, est une ville charmante, bâtie à 900 mètres d'altitude ; elle jouit d'un climat délicieux, jamais froid, jamais trop chaud ; la température moyenne est d'environ 22° ; le mois le plus frais est janvier avec une moyenne de 20°, le plus chaud mai avec une moyenne de 33°,8.

La vallée d'Aragua est une des plus heureuses de la contrée, grâce à l'abondance de ses eaux et à l'égalité de sa température. On y trouve des sources thermales appréciées à Onoto et à Mariara, près de Maracai et Cura.

D'autres sources thermales existent à Las Trincheras, à mi-chemin entre Valencia et Puerto-Cabello. Ce sont les sources les plus chaudes que l'on connaisse, leur thermalité dépassant 90°.

Puerto-Cabello, entourée de bayous, de marécages, d'eaux basses, est fort insalubre : les fièvres sont surtout à redouter après la saison des pluies, quand la rivière San-Esteban mêle ses eaux douces aux eaux salées des lagunes. Les requins y sont extrèmement dangereux.

Trujillo est bâtie à 818 mètres d'altitude, à l'issue d'une haute vallée de la Sierra Nevada. Merida est à 1.660 mètres, en zone tempérée, avec une moyenne thermométrique annuelle de 16 à 17 degrés. Mucuchies, à 3.009 mètres d'altitude, est le centre urbain le plus élevé de la république vénézolane.

La Grita est un lieu charmant, aussi célèbre par la beauté de ses femmes que par ses caférteries.

Maracaibo allonge ses rues poudreuses, à l'ombre des cocotiers, à quelque distance de la plage. C'est une des villes les plus chaudes de la côte vénézolane : la moyenne annuelle de la température y est de 29° ; la moyenne de janvier, le mois le plus frais, est de 27°,3 et celle d'août, le mois le plus chaud, de 30°,5.

San-Cristobal, à 450 mètres seulement au-dessus des mers, est bâtie dans une campagne délicieuse et salubre. Varinas, mal aérée, infestée de moustiques, est moins saine. Calabozo qui n'est qu'à 150 mètres d'altitude, est assainie par le souffle des alizés ; grâce à la nature de son sol, l'eau n'y séjourne point en marécages ; de plus elle est abondamment pourvue d'eau pure. Enfin Ciudad-Bolivar ou simplement Bolivar s'élève, au bord de l'Orénoque, sur une colline schisteuse d'où l'on domine un vaste horizon : on y observe assez souvent des épidémies d'une affection vésiculeuse et contagieuse de la peau que le peuple appelle « brasa » ou « braise » et qui n'est qu'une forme de pemphigus épidémique.

CHAPITRE X

L'Equateur.

—

I. — *Le climat.*

« L'Ecuador offre la succession de tous les climats
étagés sur les flancs des montagnes : chaque zone, anté-
andine, inter-andine, transandine, a le sien, et dans
chaque zone l'altitude, l'exposition, le voisinage de
l'océan modifient l'équilibre de la mer aérienne. Privé
de son relief, le territoire écuadorien serait une région
torride ; mais pour la plupart de ses habitants c'est un
pays tempéré, presque froid, où le soleil, brillant au
zénith, fait étinceler les neiges et les glaciers sur les
pentes des volcans ». (E. Reclus).

Traversé par la barrière des Andes, l'Equateur a en
somme trois régions naturelles : une zone maritime,
plutôt insalubre, ayant un climat tropical, rafraîchi par
les brises du sud ; la région des plateaux du centre dont
l'altitude peut atteindre 3.000 mètres, avec une température moyenne variant de 14° à 20°, c'est la « sierra
frésca », très peuplée, riche en villes et en monuments

anciens ; enfin une région orientale, à l'est des Andes, très vaste, bien arrosée par les pluies.

Sur le littoral écuadorien, il existe deux saisons bien tranchées : de juin à décembre c'est l'été ; alors soufflent les brises de terre et de mer chassant les moustiques et la fièvre ; de décembre en mai, c'est l'hivernage ou saison des pluies ; c'est l'époque des grandes chaleurs diurnes ; alors pullulent les moustiques et la malaria se fait sentir.

Dans les hautes terres inter-andines les saisons sont moins bien tranchées : les jours pluvieux sont nombreux et il est rare de voir le soleil briller plusieurs jours de suite dans un ciel sans nuages.

II. — *Les villes.*

Quito, la capitale de la république écuadorienne, « Quito Bonito, la charmante Quito », est bâtie à près de 3.000 mètres au-dessus du niveau des mers. La moyenne annuelle de la température y est de 13°,5 ; le thermomètre ne monte pas au-dessus de 26° ou 27° et ne descend pas au-dessous de 7°. Assise sur le plateau des Andes, entre les deux cratères du volcan de Pichincha, elle domine les cours d'eau et les grands bassins des deux versants qui descendent dans le Pacifique et l'Atlantique. Les Indiens de l'Équateur disent : « Vivre à Quito et dans le ciel un petit trou pour voir Quito. »

Latacunga est bâtie à 2.778 mètres d'altitude, sous la menace perpétuelle du Cotopaxi qui l'a plusieurs fois déjà recouverte de vapeurs et de cendres, qui maintenant tourbillonnent au souffle du vent, rendant l'atmosphère presque irrespirable.

Riobamba est entourée de tous côtés d'un amphithéâtre de monts couronnés de neige.

A la base septentrionale du Tunguragua, près du village de Baños, jaillissent des fissures du volcan des sources thermales fréquentées par les habitants de la région.

La petite ville de Guaranda est encore à 2.709 mètres d'altitude. Plus bas, Babahoyo, « Venise de chaume et de bambous », que les eaux envahissent une grande partie de l'année, transformant les rues en autant de canaux où s'ébattent les alligators. Guayaquil est bâtie au bord d'une baie bien protégée par l'île Puna : la moyenne annuelle de la température y est d'environ 26°. La ville est peu salubre : Puna et Santa-Elena qui possèdent des eaux médicinales réputées, lui servent de sanatoires.

Cuenca est à 2.690 mètres d'altitude ; la moyenne annuelle de la température y est de 14°,6. On en a fait le sanatorium de tout l'Equateur méridional. Loja n'est plus qu'à 2.220 mètres d'altitude ; elle est aussi moins salubre.

Les iles Galapagos qui ont pourtant un climat supportable, ne sont pas habitées, sinon temporairement.

CHAPITRE XI

Le Pérou.

—

I. — *Le climat.*

Le climat du Pérou est en général doux et salubre.

Sur la côte ouest, déserte, aride, mamelonnée de dunes, déchirée par des vallées étroites ou quebradas (crevasses) qu'arrosent des torrents descendus des Andes, les pluies sont rares, les rosées abondantes. D'avril à octobre, un brouillard humide et tiède pèse sur la côte péruvienne, cachant complètement le soleil. Août et septembre sont brumeux par excellence : alors le brouillard se résout fréquemment en rosée ou « garua ». En octobre et novembre la couche brumeuse s'amincit et commence à laisser filtrer les rayons du soleil. La température est rafraîchie par le courant froid de Humboldt qui longe les côtes et par les brises qui soufflent de la mer. Mais quelquefois des années se passent sans qu'il tombe une goutte de pluie. « Le ciel reste d'airain sous le décor changeant des nuages en balles, en strates, en plumes, en palmes, en dentelles, en guillochés, qui font

la beauté des ciels sur presque tout le pourtour de notre
planète immense. Cependant on aperçoit des amas de
vapeurs indistinctes pesant en forme de brumes au-dessus
de la « ceja », le sourcil de la montagne, et souvent le
soir on y voit reluire les reflets d'orages dont on n'en-
tend pas le bruit. Quelquefois des nuées, cinglant haut
dans l'azur, apparaissent au-dessus des plaines brûlées
du littoral ; aussitôt toute la population s'assemble sur
les places des bourgs et des villes, on suit du regard la
masse blanche que le vent entraîne dans l'espace à
quatre ou cinq mille mètres de hauteur ; d'ordinaire
l'amas de vapeur s'effrange et se dissout avant d'atteindre l'occident lumineux ». (E. Reclus). Ainsi, ce rivage sans pluie, sans orages, ne connaît qu'un immuable été que ne vient couper aucun hiver ; il n'a ni
les splendeurs du printemps ni les douceurs de l'automne.

Cette zone littorale, de plus en plus aride, à mesure
qu'on avance vers le sud, prend, derrière Iquique, le
nom de Pampa del Tamarugal ; elle devient ensuite le
désert d'Atacama qui se prolonge dans le Chili.

Le climat de l'Atacama est extrêmement sec. Jamais
une goutte d'eau, jamais un nuage. « Mes ongles, raconte M. Bresson qui a voyagé dans l'Atacama, cassaient
au moindre choc, mes cheveux et ma barbe se brisaient
avec un petit bruit sec dès que j'y portais la main, la
peau de mes lèvres était toute fendue, le sang qui en
sortait se séchait immédiatement ; les sabots de quelques-unes de mes mules étaient fendus ».

Sur les plateaux placés au pied des Andes, la sécheresse est plus insupportable encore. La raréfaction de
l'air est telle que la colonne barométrique monte parfois
à 620 millimètres. De là une grande fréquence des cas
de soroche ou mal des montagnes. Les jambes endolories

refusent leur service, les artères battent avec violence sous la peau congestionnée, des hémorrhagies se déclarent, accompagnées de vertiges, de nausées et d'une soif ardente ; la respiration s'accélère et semble à chaque instant sur le point de s'arrêter. Il faut redescendre au plus vite.

« D'autres dangers menacent la vie du voyageur dans cette région maudite. Parfois arrivent du sud des vents d'une violence extraordinaire, et dont les effets rappellent ceux du simoun. Alors l'horizon devient d'un jaune rouge, le soleil disparait derrière un rideau violacé ; les sommets des dunes frémissent ; une fumée jaunâtre s'en élève comme du cratère d'un volcan au début d'une éruption. Peu après, de véritables vagues de sable ou de gravier remontent le flanc méridional de toutes les parties saillantes du sol et retombent en cascades tumultueuses qui produisent un bruit strident, analogue à celui de la vapeur s'échappant par les soupapes d'un générateur de locomotive ». (A. Meillon).

A l'est des Andes, la montana ou forêt est souvent inondée, marécageuse et malsaine. C'est la région des affluents supérieurs de l'Amazone. Dans certains fonds de vallées, les fièvres sont extrêmement dangereuses.

La « sierra » c'est la terre tempérée où se rencontrent successivement les vallées fertiles, les paturages, les plateaux dénudés et rocheux, et les « paramos » couverts de neiges et de glaces.

La nosologie du Pérou ne comprend guère qu'une maladie spéciale, le lupus, que les indigènes appellent « ruta » et qui y règne d'une façon endémique dans les vallées.

II. — *Les villes.*

Le port de Tumbez qui possédait autrefois le couvent des vierges du soleil, n'est plus maintenant qu'une bourgade aux maisons basses, assiégées par les sables, ainsi que Paita, ville de roseaux, bâtie sur une anse méridionale de la baie.

Huaraz, bien que située dans une région déjà froide, à plus de 3.000 mètres d'altitude, a cependant une température égale et le thermomètre n'y descend pas au-dessous de zéro. Huaylas est encore à 2.787 mètres d'altitude.

Lima, ville de plaisirs, d'indolence et d'élégance, est bâtie à 175 mètres d'altitude sur un sol fréquemment agité, à une vingtaine de kilomètres de l'océan Pacifique, dans la zone « sérénissime du Pérou », c'est-à-dire la zone où il ne pleut jamais, bien que le ciel y soit souvent bas, lourd et couvert. La moyenne annuelle de la température y est d'environ 18°, sans écarts prononcés ni de froid ni de chaud. Pourtant, malgré son climat égal et tempéré, Lima n'est pas une ville absolument salubre : les fièvre et la dysenterie y font beaucoup de victimes pendant la saison des brumes. Aussi des villes de bains et de repos l'environnent : Ancon, Miraflores, Chorrillos, au bord de la mer ; Surco, Matucana, San Mateo, Chicla dans la montagne.

En face de Pisco surgissent de la mer les îles Chinchas dont les amas de guano infectaient autrefois l'air à plusieurs kilomètres à la ronde et qui ne sont plus maintenant que des îlots rocheux.

Arequipa s'élève dans une oasis du fleuve Chiri, à 2.536 mètres au-dessus de l'océan, en vue de la pyramide grandiose du Misti. C'est une ville d'un bel aspect, fort agréable à habiter, grâce à ses cours ombreuses, à ses jardins, aux eaux pures du Chili. La moyenne annuelle de la température y est de 17°,5. De nombreux villages de plaisance parsèment la campagne environnante : Bellavista et Tingo sont unis à la ville par de belles avenues ; à Sabandia sourdent des eaux carbonatées ; Tiabaya, Uchumayo s'étagent sur les pentes, à l'ombre des saules et des faux-poivriers, dans un air d'une transparence et d'une pureté extraordinaires.

Plus haut, dans les Andes, à 2.870 mètres, le village de Yura est célèbre par ses sources thermales ferrugineuses et sulfureuses. Plus haut encore, Crucero Alto est à 4.460 mètres au-dessus du niveau des mers : les voyageurs y ressentent souvent les atteintes du soroche ou mal des montagnes.

Dans la haute vallée du Marañon, voici Cajamarca, l'ancienne capitale du souverain des Incas, à 2.860 mètres d'altitude ; des eaux sulfureuses d'une thermalité de 54° jaillissent dans les environs. Hualgayoc est un bourg perché à 3.619 mètres d'altitude, au pied d'une montagne hérissée d'aiguilles, au-dessus de gouffres dans lesquels coule le Marañon. Chachapoyas n'est plus qu'à 2.323 mètres au-dessus de la mer, sur la lisière des terres froides et des terres tempérées ; il existe également des sources thermales dans ses environs, Moyobamba, au milieu des jardins, n'est plus qu'à 866 mètres d'altitude. Huanuco est bâtie à 1.872 mètres ; elle sert de sanatorium à Cerro de Pasco qui étage ses maisons à 4.352 mètres au-dessus du niveau des océans, dans un cirque de rochers battus des vents et des neiges. La moyenne annuelle de la température y est seulement de 10°,5 ; le climat est si rigoureux que, dit-on, les poules n'y pondent pas, les femelles des lamas y restent infécondes, et que les femmes sont obligées, pour faire leurs couches, de descendre dans des contrées plus clémentes.

La Oroya est encore à 3.653 mètres d'altitude. On en a fait un sanatorium. Des sources sulfureuses nombreuses et abondantes jaillissent dans le voisinage, près de Yauli.

Tarma est bâtie à 3.050 mètres, dans une plaine verdoyante où le vent chante dans le feuillage des peupliers.

Jauja est à 3.400 mètres d'altitude ; Huancayo est située à environ 30 mètres plus bas, dans la même vallée.

A Huancavelica on remonte en pleine sierra, à 3.798 mètres d'altitude, dans une vallée où l'orge ne donne pas d'épis. Des sources thermales pétrifiantes jaillissent dans le voisinage.

Sicuani, à 3.532 mètres d'altitude, est un des paradis du Pérou : à ses pieds commencent les champs de maïs et les vergers.

A 3.467 mètres d'altitude, Cuzco est une ville sombre et triste, entre des monts sévères, sous un ciel froid, souvent brouillé et pluvieux. La moyenne annuelle de la température y est de 15°,5. On a vu quelquefois les toits de la ville blanchis de flocons de neige.

Crucero est perchée aussi dans la région des tourmentes neigeuses, à 3.953 mètres d'altitude ; Azangaro, un peu plus bas, au centre des collines, a un climat moins âpre. Enfin Puno, presque entièrement cachée par les roseaux, regarde la frontière de Bolivie, à 3.861 mètres d'altitude.

CHAPITRE XII

La Bolivie.

—

I. — *Le climat.*

Grâce au relief de ses montagnes, la Bolivie a tous les climats. « Qui cherche le Sahara, l'y trouve en Atacama ; qui veut le tropique humide, opulent, chaud, le rencontre dans les jardins merveilleux des yungas ; qui demande l'air tempéré, déjà frais, n'a qu'à monter sur les plateaux ; qui souhaite le froid dur, le sol sans gazon, la sierra sans arbres, le ciel sans sourire, les vents sans baume et sans tiédeur, s'élève jusqu'aux paramos de la puna brava, et tous ses vœux sont remplis. Ce dernier étage habitable de la demeure bolivienne, en même temps que le plus désagréable, est le plus sain de tous : l'homme, l'Européen surtout, se porte mieux dans la puna que dans les valles, et dans les valles que dans les yungas. Celles-ci, vrai paradis, ressemblent à tous les pays de cocagne : l'air y est trop doux, le ciel trop brillant, la vie trop aisée ; on y perd l'énergie, le ressort, l'ambi-

15*

tion, la volonté suivie, on s'y use vite, et, guetté par les fièvres, on y meurt souvent avant l'âge. » (O. Reclus.)

La Bolivie est comprise dans la zone tropicale. La limite des neiges éternelles est à 5.262 mètres ; la zone supérieure ou puna brava est glacée ; elle monte jusqu'à la région morte des neiges tenaces où les cieux secs et gélides ne laissent croître que des lichens verdâtres. « La neige qui tourbillonne, le vent qui siffle, la caravane qui marche, sont toute la vie de ces plateaux sinistres, où souvent on ne passe que masqué pour sauver son visage des blessures de l'air. » Là l'homme souffre en respirant, angoissé par le soroche ou mal des montagnes. Cette zone s'étend de 5.062 mètres à 3.900 mètres d'altitude. La deuxième zone, de 3.900 mètres à 3.300 mètres d'altitude, est la puna proprement dite : elle est moins froide ; c'est la contrée de l'orge, de la pomme de terre, des pâturages où broutent le guanaque, le débonnaire lama, la vigogne et l'alpaca.

Au-dessous de la puna, entre 3.300 et 2.900 mètres, est la région la plus agréable de la Bolivie, en même temps que la plus peuplée et la plus salubre. La température moyenne annuelle y est comprise entre 12° et 16°. Les vents alizés du sud-est y soufflent d'une manière régulière, surtout en juillet et en août, pendant la belle saison qui précède les pluies. Celles-ci commencent en novembre et durent jusqu'à la fin de février. Les froidures se font sensibles surtout en mai, en juin et en juillet. Les grêles tombent d'ordinaire au commencement et à la fin de la saison pluvieuse : si elles sont inconnues dans certaines parties de la Bolivie, elles sont fort redoutées des viticulteurs de Cinti.

Une quatrième zone est comprise entre 2.900 et 1.600 mètres : c'est le medio-yunga ou zone des vallées, au-dessous de laquelle s'étend la zone des yungas proprement dite où l'on jouit d'une température égale et d'un perpétuel printemps.

Le désert d'Atacama se prolonge en Bolivie, avec ses pierres, ses sables et ses cieux d'airain.

II. — *Les villes.*

Oruro est située à 3.800 mètres d'altitude, dans une plaine fleurie de sel et de salpêtre. Huanchaca frisonne à 4.102 mètres d'altitude, sous des cieux froids, sur un sol sans arbres ni arbustes.

La Paz est bâtie à 3.800 mètres d'altitude, dans une vallée cerclée de hautes montagnes. Les nuits y sont fraîches ou froides, l'air sec. La moyenne de la température n'y est que 10°, avec 20° comme maximum, au mois d'octobre, et 2° comme minimum, au mois de juin. La radiation nocturne est intense ; quand le ciel est découvert, en juin, le thermomètre peut descendre à — 12°. Aussi il ne pousse que des arbustes et des arbres rabougris dans les jardins de la ville.

Sorata est le sanatoire de La Paz. Coroico qui cache ses maisons au milieu des bananiers et des orangers, est le centre des plantations de coca. Tipuani est située trop bas dans une vallée où l'air ne se renouvelle pas ; la moyenne annuelle de la température y est d'environ 23° A Cochabamba elle n'est plus que de 19°, 7 ; le climat est par conséquent meilleur. Santa-Cruz, dans une campagne où soufflent librement les alizés de l'est, est également très salubre, malgré sa faible altitude (442 mètres).

Les habitants de Potosi vivent à 4.061 mètres audessus du niveau des mers, au pied d'une montagne jaune et nue. Le froid n'y est pourtant pas excessif, mais il ne se passe pas une journée sans qu'il y tombe de la pluie, de la neige ou de la grêle, et bien souvent pluie, neige et grêle se succèdent dans la même journée. Les étrangers y éprouvent souvent les symptômes pénibles du soroche. Sucre n'est plus qu'à 2.694 mètres d'altitude : les habitants de Potosi viennent s'y reposer et envoient quelquefois leurs femmes y accoucher. Plus bas, Cinti est renommée pour les vins que donnent ses vignobles et Tarija pour les légumes et les fruits de ses jardins.

CHAPITRE XIII

Le Chili.

—

I. — *Climat*.

Le Chili a le climat le plus agréable de toute l'Amérique méridionale : il est tempéré et salubre sur les côtes, sec dans le nord, froid dans la région des Andes où il neige d'avril en novembre. Le climat est uniforme, sans chaleurs excessives.

Les deux saisons extrêmes, l'été et l'hiver, sont très franchement marquées.

Du reste, l'alternance des chaleurs et des froidures coïncide avec l'alternance des vents. Au printemps et en été soufflent les vents du sud ou courants polaires ; les vents du nord prédominent en hiver. En dehors de ces vents généraux, des brises de mer rafraîchissantes se font généralement sentir pendant le jour, tandis que les brises de terre soufflent la nuit.

L'hiver est la saison des pluies, d'avril à septembre. Mais le Chili septentrional manque d'eau et il n'y pleut pour ainsi dire jamais. Dans le Chili proprement dit la fréquence des pluies augmente avec la latitude : s'il ne pleut qu'une fois par an à Copiapo, Coquimbo reçoit trois ou quatre averses annuelles ; il pleut 21 jours par an à Santiago et 150 jours par an à Valdivia. A Chiloé l'humidité est extrême : quand il n'y pleut pas, presque toujours des nuages voilent l'azur du ciel ; même en été. il est rare que plusieurs journées claires se succèdent.

II. — *Les villes.*

Tacna. la ville la plus septentrionale du Chili, est bâtie à 580 mètres d'altitude. au bord d'un lit fluvial presque toujours sans eau. Arica est située sur le littoral, à l'orée d'une plaine qui n'est qu'un désert de sable et de pierres. Iquique est également une ville sans eau, au milieu de dunes mouvantes, d'argiles compactes, de rochers rouges et gris. La moyenne annuelle de la température y est de 19°, la moyenne de la température d'hiver de 15°, celle de la température d'été de 24°.

Tocopilla n'est qu'une plage étroite entre la mer houleuse et de sombres falaises. Le port de Mejillones del Sur a une situation plus heureuse, sur le bord méridional d'une baie semée de coquillages.

Antofagasta, la ville des minerais d'argent, a l'aspect triste et désolé d'Iquique.

Copiapo est déjà à 395 mètres d'altitude, dans l'intérieur des terres. La moyenne annuelle de la température y est d'environ 15°, avec 11° comme moyenne d'hiver et 19°. 5 comme moyenne d'été.

Coquimbo, ombragée de peupliers, n'a point de port, bien que bâtie au bord de la mer. Los Andes éparpille ses maisons au milieu des frondaisons, à 830 mètres d'altitude.

Le Val du paradis ! Valparaiso n'est qu'un paradis sans arbres et sans verdure. Ses maisons s'étagent sur les parois des quebradas, rides profondes de la montagne. Ces « maisons, basses et hideuses, collées par un côté au sol, soutenues de l'autre côté par des pieux disposés en béquilles, grimpent désordonnées, sans souci du voisinage. Ici une porte s'ouvre sur un toit ; une cheminée vomit des torrents de fumée noire dans une fenêtre ouverte ; là des cordes tendues supportent des haillons, d'affreuses guenilles ; enfin des sentiers tortueux, rompus et seulement indiqués par l'usage, quelques planches étroites et vacillantes conduisent à certains bouges où les chauves-souris et les lazzaroni de Valparaiso peuvent seuls pénétrer la nuit ». (Max. Radiguet).

A Valparaiso la moyenne annuelle de la température est d'environ 14° ; la moyenne de l'été est de 17° et celle de l'hiver de 11°, 6. Le vent du nord et le vent du sud y sont redoutés comme d'implacables ennemis. L'air vient de terre et soulève une poussière fine et brûlante qu'il porte au loin comme un brouillard sur les navires ; l'autre vient de la mer et pousse d'énormes vagues vers le rivage. Quand le vent du nord souffle, ce qui arrive presque tous les jours en été, la ville se voile d'un nuage doré, la mer se couvre d'écume. Le vent du sud se lève vers midi et, pendant qu'il règne, le ciel conserve un azur irréprochable.

Viña de Mar et Salto sont les villes de plaisance de Valparaiso.

Les habitants de Santiago vivent au milieu des arbres et des fleurs, imprégnés du parfum des orangers. La métropole du Chili s'élève entre mer et mont, à 569 mètres d'altitude, sur le torrent Mapocho. La moyenne annuelle de la température y est de 13° environ, avec 7°,6 comme moyenne d'hiver et 18°,6 comme moyenne d'été.

Dans la vallée du Mapocho se trouvent les thermes de Cauquenes, les plus fréquentés du Chili : les eaux sont chlorurées et iodées.

Concepcion est une ville maritime de fort bel aspect. Valdivia reflète aussi ses maisons dans le courant d'un grand fleuve, mais plus loin encore de la mer que Concepcion. La moyenne annuelle de la température y est de 11°,7, avec 7°,7 comme moyenne d'hiver et 16° comme moyenne d'été.

Ancud, dans l'île Chiloé, a une température moyenne annuelle de 10°,4, avec 7°,8 pour ses hivers et 13° pour ses étés.

Punta-Arenas est située dans une plaine sableuse des terres magellaniques. La moyenne annuelle de sa température est seulement de 6°,4, avec 2°,2 pour ses hivers et 9°,7 pour ses étés.

CHAPITRE XIV

Les Guyanes.

—

I. — Climatologie et nosologie générales.

Il existe à la Guyane deux saisons : une saison sèche qui dure de juillet à décembre, et une saison pluvieuse qui dure de décembre à juillet. La température oscille ordinairement entre 25° et 27° ; elle peut monter à 36° ou 38°, mais elle descend rarement au-dessous de 20°. Pendant l'hivernage la température est légèrement plus basse que pendant l'été, mais elle se maintient presque toujours autour de 27°.

Le trait caractéristique du climat de la Guyanne, c'est l'abondance des pluies. Il ne pleut nulle part autant, sauf peut-être sur les côtes occidentales de la presqu'île des Indes.

Les basses régions sont désolées par les fièvres paludéennes et la dysenterie ; les moustiques y pullulent. La région des forêts est également dangereuse. Les hautes régions sont plus favorables aux Européens. La moyenne de la température y est d'environ 22°. Il fait chaud le jour et frais la nuit, mais franchement. De grands vents d'est balayent quotidiennement l'atmosphère. On y jouit d'un ciel inaltérablement bleu où, même en hiver, des nuages aux fortes couleurs sobrement répandus, font ornement et non tache.

La faune de la Guyane est particulièrement riche en espèces dangereuses ou nuisibles : moustiques bourdonnants et suçants ; mouche hominivore ; fourmis audacieuses, scorpions et mille-pattes ; araignées-crabes, monstres velus ; le crapaud pipa, monstre pustuleux ; la gymnote ou anguille électrique dont le choc terrasse ; le serpent corail, aussi redoutable qu'il est petit ; et le boa qui peut atteindre huit mètres de longueur.

II. — *Guyane anglaise.*

La Guyane anglaise est la plus active et la plus peuplée. La capitale Georgetown est bâtie au milieu dés jardins et des fleurs, à l'ombre des cocotiers et des oréodoxa. La moyenne annuelle de la température y est d'environ 27° ; le thermomètre peut monter à 32° ou 33°, mais il ne descend pas au-dessous de 23°.

III. — *Guyane hollandaise.*

La capitale de la Guyane hollandaise, Paramaribo, est bâtie sur la rive gauche du fleuve Suriname, au milieu des manguiers et d'arbres touffus. C'est une ville charmante, un parterre admirable d'ombrages. La température moyenne y est d'environ 26°, avec 35°,5 comme extrême de chaud et 21° comme température minima.

IV. — *Guyane française.*

Cayenne, la capitale de la Guyane française, est également bien ombragée et relativement salubre, car elle est bien exposée à la brise. La moyenne annuelle de la température y est d'environ 27° ; le thermomètre ne dépasse pas 33°,5 et ne descend pas au-dessous de 22°.

CHAPITRE XV

Le Brésil.

—

I. — Climatologie et nosologie générales.

Le Brésil a une température très élevée dans les régions centrales, élevée dans les provinces côtières et tempérée dans les portions montueuses. Les pluies sont très abondantes au nord et deviennent rares du nord au midi et à mesure que l'on s'éloigne de l'équateur et des côtes.

L'impaludisme domine toute la pathologie brésilienne. Pernambouc, Bahia et Rio-de-Janeïro sont tout particulièrement désolées par la malaria. La phtisie pulmonaire devient de plus en plus fréquente. Le crétinisme et le goître existent dans toutes les régions montueuses. L'ophtalmie purulente a été importée d'Afrique par les nègres et elle fait de grands ravages. La syphilis est universellement répandue. La lèpre, l'éléphantiasis, l'aïnhum sont fréquents, ainsi que le dragonneau. La fièvre jaune est endémique. Enfin les serpents veni-

meux causent chaque année la mort d'un grand nombre
de personnes.

II. — *Amazonie*.

L'Amazonie a l'aspect d'une solitude immense où les
villes sont rares. Le climat y est chaud et humide. De
septembre en janvier soufflent les alizés : c'est la période
des sécheresses ; de février en juillet et août l'atmosphère
reste calme et les pluies tombent en abondance. Même
pendant la saison sèche il n'est pas rare de voir le ciel
voilé de brouillards qui peuvent persister quelquefois
pendant plusieurs jours.

Tabatinga n'est qu'une bourgade. São Paulo de Oli-
venca, un peu plus importante, est bâtie sur une colline
de 65 mètres d'altitude et qu'entourent des terrains vaseux et des forêts.

Teffe est une ville salubre et charmante où les fièvres
et les moustiques sont à peu près inconnus ; chaque
maison a son orangerie et sa bananerie.

Dans la région des cataractes du Madiera que les fonds
marécageux et les eaux stagnantes rendent particulièrement insalubre, on ne trouve guère qu'une bourgade,
São Antão bâtie à 62 mètres d'altitude sur la rive droite
du fleuve.

Manaos se dresse sur un tertre, sur la rive gauche de
l'Amazone. De nombreuses familles y vivent dans une
cité flottante de bâteaux. Obidos est bâtie plus bas sur
une berge qui domine les eaux de crues. Plus bas encore et toujours sur la rive gauche, Alemquer est le
centre d'une des régions les plus salubres de l'Amazonie.
En suite, Santarem étage ses maisons sur la déclivité

mouvante d'une longue colline couverte d'orangers et de tongas, arbres qui fournissent un précieux aromate. Puis c'est Monte-Alegre, une des villes les plus gracieuses de ces vastes contrées ; elle s'élève sur une colline vêtue de cactus et d'où l'on domine tous les méandres du fleuve.

Para garde l'estuaire de l'Amazone. Bâtie sur une plage peu élevée, elle a de beaux jardins d'orangers, des avenues ombreuses. La température moyenne de l'année y est d'environ 27° ; le thermomètre peut monter à 35°, mais il ne descend pas au-dessous de 22°.

Para a fait des villes de plaisance de ses voisines mineures : Bragança dont les plages sont fréquentées par les baigneurs ; Cameta célèbre par la beauté de ses palmeraies et de ses îles.

III. — *Goyaz*.

L'orientation de cette région fait que le climat en est variable. La partie basse a un climat qui se rapproche de celui de l'Amazonie, c'est-à-dire chaud et humide, avec de très faibles oscillations diurnes et saisonnières. La région des hauteurs qui forme une espèce de cirque au centre même du continent, présente des oscillations thermométriques beaucoup plus étendues. Pendant l'été on peut constater des chaleurs de quarante degrés et plus, tandis que, en hiver, c'est-à-dire au mois d'août, le thermomètre peut descendre à plusieurs degrés au-dessous de zéro. Les pluies commencent en septembre et inaugurent l'été ; pendant la saison sèche, elles sont remplacées par des rosées abondantes. La capitale de l'état est Goyaz que dominent au sud les escarpements de la serra Dourada.

IV. — *Côte équatoriale.*

Cette région est caractérisée par une grande uniformité de climat : les deux saisons, sèche et humide, ne présentent qu'un écart insignifiant ; la température la plus basse, en juillet, ne diffère que de trois degrés de la température la plus haute, en février. Sur la côte la chaleur est tempérée par l'alizé du sud-est qui amène les pluies généralement abondantes. Mais, dans l'intérieur, les pluies sont souvent en retard et cessent de tomber avant la fin de la période normale.

São Luiz de Maranhão, la plus grande cité du littoral entre Para et Pernambuco, est située sur la côte occidentale d'une île peu élevée.

Therezina est une ville neuve et prospère.

Fortaleza que des campagnes sablonneuses entourent, est également propre et percée de belles avenues.

Macau et Natal sont de petits ports médiocrement salubres.

Au bord de la mer, au nord de la bouche du São Francisco, Pernambouco se compose de quatre villes : Recife, São Antonio, Boa Vista et Olinda, cette dernière à cinq kilomètres de la mer, sur un pittoresque coteau. Le vautour urubu, gourmet en charognes, s'y charge de la propreté des rues. La moyenne de la température y est de 25°,7, avec 31°,7 comme maximum de chaleur et 18° comme minimum.

Garanhuns, située à 865 mètres d'altitude, dans la haute vallée du Mundahu, est une ville salubre où l'on envoie nombre de phtisiques chercher la santé.

V. — *Minas Geraes et bassin du São Francisco.*

Cette région se trouve comprise dans la zone torride et la température sur le littoral y dépasse 20° en toute saison. Dans l'intérieur la température diminue en proportion de l'altitude.

Ouro Prêto est bâtie dans un ravin sinueux, coupé de mornes et de précipices. Diamantina, située sur un terrain élevé, domine un vaste panorama. A l'ouest de Congonhas de Sabara, se trouve le plateau salubre de Bello-Horisonte où abondent les eaux pures. A Congonhas, la moyenne annuelle de la température est de 19°,8 ; le thermomètre peut s'y élever à 32°,4, et descendre à 1°, presque au point de glace.

Bahia, sur son promontoire, domine la rade de 40 à 50 mètres. Son climat est particulièrement doux et agréable : la moyenne annuelle de la température y est d'environ 26° ; l'écart entre la température la plus haute (31°,5) et la température la plus basse (21°) n'y est que de 10°,5. Les villas de plaisance se groupent sur les terrasses gazonnées et les verdoyants ravins de Rio Vermelho et de la presqu'île Bomfim d'où l'on jouit d'un magnifique panorama de la ville.

Santo Amaro est une gracieuse petite ville. Canavieiras est moins heureuse au milieu de ses terres humides.

VI. — *Rio-de-Janeiro.*

L'élat de Rio de Janeiro occupe une zone de transition : par ses pentes supérieures il appartient à la zone des plateaux tempérés, et à la zone tropicale par ses plaines basses, ses marais, le delta du Parahyba. Ce n'est pas une région salubre : il y a trop de marécages, trop de ruisseaux vaseux dans la partie voisine du littoral. Les sommets et les pentes des montagnes, bien exposés aux vents du large, sont plus salubres.

Rio-de-Janeiro est bâtie sur une baie, sous un ciel étincelant d'où tombe une chaleur lourde et humide, car l'air qui pèse sur la ville et la vaste serre chaude environnante ne se renouvelle pas assez fréquemment. La moyenne annuelle de la température y est d'environ 23° : mais, si le thermomètre ne descend pas au-dessous de 10°, il peut monter à 39°. Le paludisme et la tuberculose exercent de grands ravages dans la ville. La fièvre jaune y fait aussi de fréquentes et terribles apparitions. Pour éviter le fléau, les habitants se réfugient dans l'air pur des montagnes, à Petropolis, à Therezopolis et Nova Friburgo. Petropolis présente une grande différence de température avec Rio-de-Janeiro : les matinées y sont chaudes et délicieuses, mais les nuits sont fraîches et humides.

VII. — *Versant du Parana.*

Dans cette région les contrastes saisonniers sont prononcés. En hiver, le thermomètre descend au-dessous de zéro et il n'est pas rare de voir tomber de la neige. Dans les campos ou plaines de l'intérieur, les gelées sont redoutables et l'on voit souvent les champs couverts de givre, surtout de mai en septembre. Dans la serra ou montagne, les écarts de température sont moins prononcés. Le littoral appartient encore en grande partie à la zone torride.

Juiz de Fora est bâtie à 700 mètres d'altitude, dans

un cirque qu'environnent des collines à pentes douces. Barbacena est à 1.120 mètres d'altitude. São João, quoique resserrée dans une gorge qui gêne la ventilation, est une ville saine.

Les collines qui s'élèvent au sud de Campanha portent le nom de « serra de aguas virtuosas, serre des eaux efficaces ». Les eaux de Lambary ont déjà acquis une certaine célébrité. Caxambu est par excellence la ville d'eau du Brésil : on y trouve des sources gazeuses et alcalines, que l'on emploie en boissons et qui auraient les vertus de celles de Contrexéville. Plus loin, dans une région très montagneuse, Caldas groupe ses villas et ses établissements au bord d'un ruisseau qu'alimentent quatre sources sulfureuses.

Uberaba est bâtie au milieu de terrains mouillés et insalubres.

Bien que située à 750 mètres d'altitude et bien alimentée d'eau pure, malgré la grande étendue qu'elle occupe, São Paulo n'est pas saine et la fièvre jaune y a fait plus d'une apparition. La température moyenne de l'année y est d'environ 18°; le thermomètre peut descendre au-dessous de zéro pendant certaines nuits d'hiver et monter à 31° pendant les journées d'été.

Bâtie sur un sol trop vaseux, Santos est malpropre et insalubre : nulle ville du Nouveau-Monde n'a eu plus à souffrir de la fièvre jaune.

Campinas est également fréquemment visitée par les épidémies : elle est bâtie dans une plaine trop basse, exposée à des chaleurs torrides et où l'air n'est pas suffisamment renouvelé. Les habitants viennent souvent se reposer sur la colline où est bâtie Jundiahy beaucoup plus salubre. A Campinas la moyenne annuelle de la température est d'environ 20°; dans les jours d'été, il n'est pas rare de noter des chaleurs de 33°, tandis que pendant les nuits d'hiver, le thermomètre descend à deux ou trois degrés au-dessous de zéro.

Curitiba, la capitale de l'état de Parana, est bâtie à 889 mètres d'altitude, dans une plaine qu'ombrageait autrefois une forêt d'araucarias, sous un climat qui rappelle celui de l'Europe occidentale.

Dans l'île de Santa-Catharina Blumeneau est le centre colonial le plus important. La moyenne annuelle de la température y est d'environ 21°. Il est cependant dépassé en population par Desterro, située sur la rive occidentale de l'île.

VIII. — *Rio grande do Sul.*

Le Rio grande do Sul, le plus méridional des états du Brésil, a deux saisons nettement tranchées : un été pendant lequel on peut noter en janvier et février des chaleurs de 38° et 39°, et un hiver parfois rigoureux, surtout en juillet, mois pendant lequel la neige peut couvrir la terre. A Santa-Cruz, la moyenne annuelle de la température est d'environ 19°, et le thermomètre peut osciller de l'été à l'hiver de 35° à zéro.

Les pluies tombent surtout en hiver ; mais les averses ne sont pas rares en été.

Porto Alegre, la capitale de l'état, est bâtie sur un pittoresque promontoire qui domine tout un ensemble d'îles boisées.

Pelotas est célèbre par ses usines où l'on prépare d'énormes quantités de viande sèche. La moyenne annuelle de la température y est d'environ 17°. Le thermomètre peut monter en été à 37°,5 et descendre en hiver à zéro. A Rio Grande, l'écart est un peu moindre : de 32°,4 à 1°, avec 18°,8 comme moyenne annuelle.

IX. — *Matto grosso.*

Le Matto grosso ou grande forêt dont l'étendue égale trois à quatre fois la France, n'est, sauf une étroite zone médiane, qu'une immense solitude aux limites indécises.

Dans la région habitée du Matto grosso, la moyenne de la température est élevée, ce qui n'empêche pas de grandes oscillations thermométriques de se produire, selon que soufflent les vents tièdes qui viennent des selves amazoniennes ou les vents qui se sont glacés sur les froides pampas. Ainsi, à Cuyaba, la moyenne annuelle de la température est d'environ 26°; le thermomètre peut monter à 41° et descendre à 7°,5.

Les plaines basses sont humides et malsaines; les plateaux, mieux aérés, sont plus salubres.

Les pluies tombent assez régulièrement en été.

Matto grosso n'est plus qu'une misérable bourgade, au milieu de terres marécageuses, souvent inondées. La fièvre décime ses rares habitants. Le gouvernement brésilien en a fait un lieu d'exil pour ses fonctionnaires disgraciés.

São Luiz est mieux située, sur la rive gauche du Paraguay, au milieu de vastes paturages.

La capitale, Cuyaba, s'élève dans un cirque de plaines parsemé de mornes et entouré par un amphithéâtre de collines s'ouvrant du côté de l'ouest.

CHAPITRE XVI

Le Paraguay.

—

I. — *Le climat.*

Le Paraguay, comme la Colombie, reste séparé de la mer. C'est une région de plaines et de basses collines situées entre deux larges fleuves.

Le climat est généralement chaud et la température moyenne de la région est d'environ 21°. L'hiver et l'été sont nettement tranchés. Les extrèmes de la température vont des chaleurs torrides au point de glace. Ainsi à Asuncion, la capitale, la moyenne annuelle de la température est d'environ 24° ; mais le thermomètre peut monter à 38° et descendre à — 7°. Les pluies, beaucoup plus abondantes dans la région voisine de la mer que dans les plaines de l'ouest, tombent généralement au commencement et à la fin de l'hiver.

II. — *Les villes.*

La petite république du Paraguay ne compte guère d'agglomérations dignes du nom de villes. « La plupart des localités que l'on honore de ce titre ne sont guère formées que de huttes basses en bois et en terre battue, mais toujours d'une propreté parfaite, couvertes en palmes ou en chaume et présentant une large varande en façade sur la rue ». (E. Reclus).

La capitale, Asuncion est une ville aux rues sablonneuses, bâtie à 77 mètres d'altitude, dans une large plaine, sur le Paraguay.

San Pedro, sur le bord du Jejuy, est une gracieuse petite ville. Luque est non moins charmante.

CHAPITRE XVII

L'Urugay.

—

I. — *Le climat.*

Presque entouré d'eau, l'Uruguay jouit d'un climat maritime, néanmoins avec des oscillations thermométriques encore considérables. Ainsi à Montevideo la moyenne annuelle de la température est de 16°,8, mais le thermomètre peut monter à 41° et descendre à zéro.

L'hiver va de mai à septembre et l'été commence en octobre. D'après Martin de Moussy, le mois le plus froid, le mois de juillet, correspond pour la température au mois d'avril sous le climat de Paris.

Le climat de l'Urugay présente un grave inconvénient : c'est la différence de température qui se manifeste entre la fraîcheur du matin et la chaleur de la journée : l'écart qui est fréquemment de 6 degrés peut aller à 18 degrés. C'est surtout au printemps, de septembre à octobre, que ces écarts sont le plus prononcés.

La pluie tombe surtout pendant les époques de transition du froid au chaud. L'air du littoral est générale-

ment saturé d'humidité. Aussi les rosées sont très abondantes. « Dès le coucher du soleil la vapeur d'eau qui
se trouve en excès dans l'atmosphère se résout en une
petite pluie fine, sorte de brouillard invisible dont la
présence se révèle bientôt par une couche d'humidité
sur les vêtements comme sur le sol ». (E. Reclus).

II. — *Les villes.*

Salto est bâtie en amphithéâtre sur plusieurs collines,
sur la berge de l'Urugay. Paysandu occupe un peu plus
bas une situation analogue.

San José, « la fleurie », aux maisonnettes enguirlandées de fleurs, bâtie sur une péninsule élevée, est
comme un faubourg de Montevideo.

Montevideo est une grande et gracieuse ville, dominant un bel horizon de rivages. Elle est rafraîchie et
assainie par les brises marines. Playa Ramirez et Poci-
tos lui servent de villes de bains ; Paso Molino, Union,
Piedras, Canclones, Sauce, Pando sont des villes de
plaisance.

CHAPITRE XVIII

La République Argentine.

—

I. — Climatologie et nosologie générales.

Le sol de la République Argentine descend de la crète des Andes vers les plages de l'Atlantique. L'ampleur de ce pays, y compris la Patagonie, comprend plus de cinq fois l'étendue de la France. De vastes étendues uniformes sont les pampas, mers de graminées sans bornes pour l'œil qui ne découvre à l'horizon d'autres points de repère que ceux où le soleil se lève et se couche.

Au point de vue climatérique on peut diviser l'Argentine en trois zones allongées du nord au sud : 1° la région du littoral où les orages sont fréquents, les pluies abondantes et les gelées rares ; le maximum de la température y est de $+ 35°$ et le minimum de $— 4°$; 2° la région de l'intérieur, dont le climat est plus rigoureux et où le thermomètre peut monter à $42°$; 3° la région des Andes où les gelées et les neiges sont fréquentes.

En somme cette contrée est salubre. La malaria y est

peu répandue. La lèpre existe à l'état endémique dans certaines provinces. La syphilis est très répandue, mais bénigne.

II. — *Les contrées et les villes.*

La province de Corrientes est l'une des plus riches de la république. Ses altitudes varient de 125 à 150 mètres. La moyenne annuelle de la température y est d'environ 20° ; le thermomètre ne descend pas en hiver au-dessous de 10° et il ne dépasse pas en été 39°. Les gelées blanches sont exceptionnelles. La pluie est très abondante, sauf en juin, juillet et août.

Corrientes pourrait s'appeler la cité des orangers tant on y voit de ces arbres. Pendant la saison des pluies ses environs se transforment en lacs et marais.

La vieille ville de Santa Fe est en train de se transformer et de se moderniser. La gracieuse Esperanza a des rues ombragées de paraisos, les arbres du paradis. Du haut de sa falaise, Diamante domine un immense panorama d'eaux courantes, de marais et de terres émergées. Rosario a l'aspect des grandes villes de commerce.

Dans la province de Jujuy, Humahuaca est bâtie à 3.000 mètres d'altitude, sur le rio Francisco naissant. Plus bas, à 1.230 mètres d'altitude, s'étalent au milieu des jardins les maisons de Jujuy. En été, les émanations de ses canaux mal entretenus engendrent la fièvre ; en hiver les vents froids apportent les pneumonies et les rhumatismes.

Salta est bâtie à 1.200 mètres dans la plaine de Lerma. La moyenne annuelle de la température y est de 17°,6, le thermomètre oscillant de 43°, maximum de chaud, à — 5°,8.

Rosario de la Frontera est fréquentée en été par les malades qu'attirent ses sources minérales dont la température dépasse 75°.

Tucumam, la métropole du nord, est située à 430 mètres d'altitude. La moyenne annuelle de la température y est de 20°. Le thermomètre peut monter à 40°, mais il ne descend pas au-dessous de zéro.

Santiago del Estero, Saint-Jacques du marais, est bâtie dans une plaine qui ne s'élève pas à plus de 200 mètres au-dessus du niveau des mers. Des lacs et des marécages l'environnent et la rendent malsaine. La moyenne annuelle de la température y est de 21°,5, avec 45° comme maximum de chaleur et — 2°,6 comme minimum de froid.

La province de Catamarca se trouve déjà dans le cœur des montagnes, et la ville de Catamarca est bâtie à 572 mètres d'altitude. Un ruisseau bruyant la traverse et arrose ses jardins. La moyenne annuelle de la température y est de 20°,8, le thermomètre oscillant de l'extrême chaud à l'extrême froid de 43° à zéro. Dans la même province, Andalgala est à 1.010 mètres d'altitude.

La province de La Rioja est formée de hautes vallées andines. La ville de La Rioja est située à 510 mètres d'altitude. La moyenne annuelle de la température y est d'environ 20° ; pendant les chaleurs estivales le thermomètre peut dépasser 43°, mais il ne descend pas au-dessous de zéro en hiver. Dans la même province le village de Chilecito est à 1.075 mètres d'altitude ; la température oscille de zéro à 40°, avec 18° comme moyenne annuelle.

San Juan, la capitale de la province du même nom, est située à 650 mètres d'altitude. La moyenne annuelle de la température y est de 18°,7, avec 42°,5 comme température maxima, et — 3°,4 comme température minima. Le village voisin de Zonda qui se trouve à environ mille mètres d'altitude, est fréquenté par les habitants de San Juan comme lieu de plaisance et de bains. Du reste, tout le district de Jachal est riche en sources thermales.

Mendoza s'élève dans une plaine que sillonnent des canaux d'irrigation. La moyenne annuelle de la température y est d'environ 16°, avec 38° et — 2°,5 comme extrêmes de chaud et de froid.

Près d'Uspallata, à une altitude qui dépasse 2.000 mètres, non loin d'une arche naturelle que l'on appelle le « pont de l'Inca », jaillissent dans une grotte des eaux thermales où les Chiliens viennent quelquefois se baigner. San Vicente possède aussi des sources thermales fréquentées.

La province de San Luis occupe une partie du massif central et s'étend au loin dans les déserts du sud. La ville de San Luis est située à 762 mètres d'altitude sur les pentes de la Punta. La moyenne annuelle de la température y est d'environ 17° avec un écart allant de 39°,4 à — 4°,6, de l'extrême chaud à l'extrême froid.

Cordoba, la capitale de la province du même nom, occupe le fond d'une vallée d'érosion, à 400 mètres d'altitude. La moyenne annuelle de la température y est de 16°,8 ; mais l'écart entre la chaleur extrême et la froidure extrême est énorme puisqu'il oscille entre 44° et — 9°.

Buenos-Ayres est une ville immense et régulière, située sur la rive droite de l'estuaire platéen, large en ce lieu de 50 kilomètres. Saine de sol et de climat, elle est sale, sous un soleil qui ne pardonne qu'aux cités pures. La fièvre jaune vient fréquemment décimer ses habitants. La température moyenne de l'année y est d'environ 17° ; pendant les journées d'été le thermomètre peut monter à 37° ou 38°, mais il ne descend pas au-dessous de zéro en hiver.

La Plata est une ville moderne propre et bien construite, mais elle empoisonne de ses égouts Enseñada qui lui sert de port.

Les habitants de Buenos-Ayres aiment les grèves de Mar del Plata. Le pays est âpre, montueux, sauvage, mais l'air, renouvelé par les vents du large, y est d'une pureté parfaite.

Bahia-Blanca jouit d'un climat analogue à celui de l'Europe occidentale : la moyenne annuelle de la température y est de 15°,8, le thermomètre oscillant de 40°,5 à — 5°,5, de l'extrême chaud à l'extrême froid.

La Patagonie est une terre presque froide. On trouve des sources thermales et minérales à 3.000 mètres d'altitude à Copahué, près de Ñorquin.

Ushuia, dans la Fuégie ou Terre de feu, est la ville la plus méridionale du globe, « triste séjour de vent, de pluie et d'ennui », avec des hivers où le thermomètre descend à dix degrés au-dessous de zéro et des étés où il atteint 27°.

CHAPITRE XIX

Les îles Falkland et la Géorgie du sud.

—

I. — *Archipel des Falkland.*

L'archipel des Falkland ou Malouines comprend 190 îles qui ne portent que 800 habitants. Le climat y est essentiellement maritime et salubre. A Port Stanley la moyenne annuelle de la température est d'environ 6° avec 24°,4 comme extrême de chaud et — 11° comme extrême de froid.

Les pluies sont fréquentes et souvent des brouillards baignent l'archipel. Port Stanley est encore plus humide que Londres.

II. — *Géorgie du sud.*

La Géorgie du sud est froide et brumeuse : la neige tombe souvent en février, le mois le plus chaud. Le thermomètre atteint rarement 20° et il peut descendre à — 13°. La moyenne annuelle de la température ne dépasse guère 1°.

TABLE ALPHABÉTIQUE

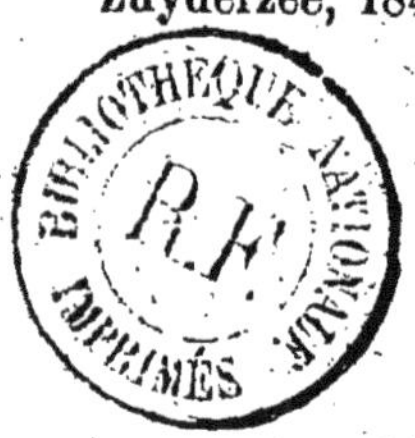

TABLE DES MATIÈRES

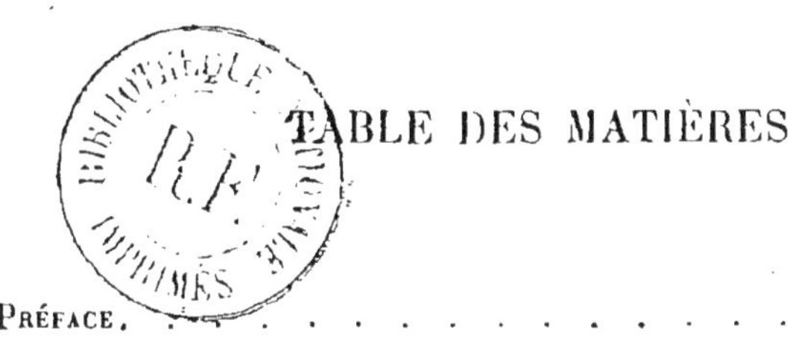

DEUXIÈME PARTIE

Géographie médicale de la France.

TROISIÈME PARTIE

Géographie médicale de l'Europe.

QUATRIÈME PARTIE

Géographie médicale de l'Asie.

CINQUIÈME PARTIE
Géographie médicale de l'Océanie.

SIXIÈME PARTIE

Géographie médicale de l'Afrique.

SEPTIÈME PARTIE

Géographie médicale de l'Amérique.

Saint-Amand (Cher). — Imprimerie BUSSIÈRE.